BOOK

新自然主義

BOOK

新自然主義

不運動，當然會生病！

游敬倫醫師的極簡運動療法

龍合骨科診所院長 **游敬倫** 著

目錄

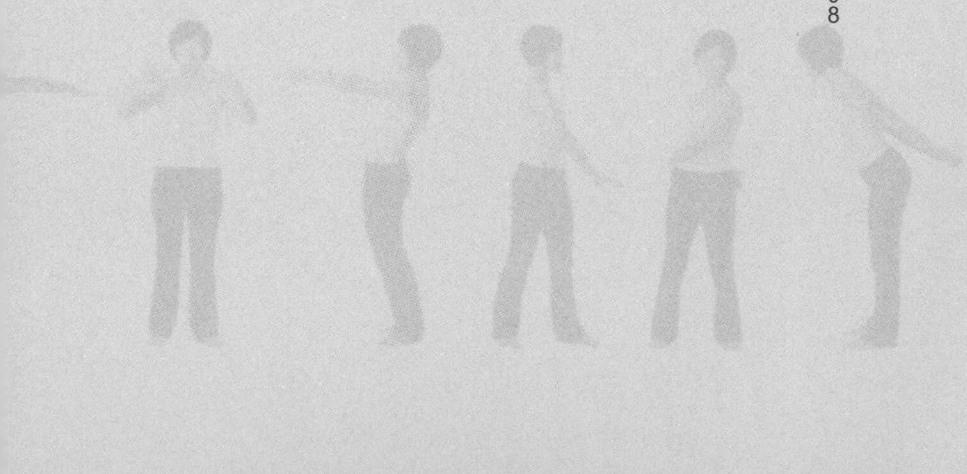

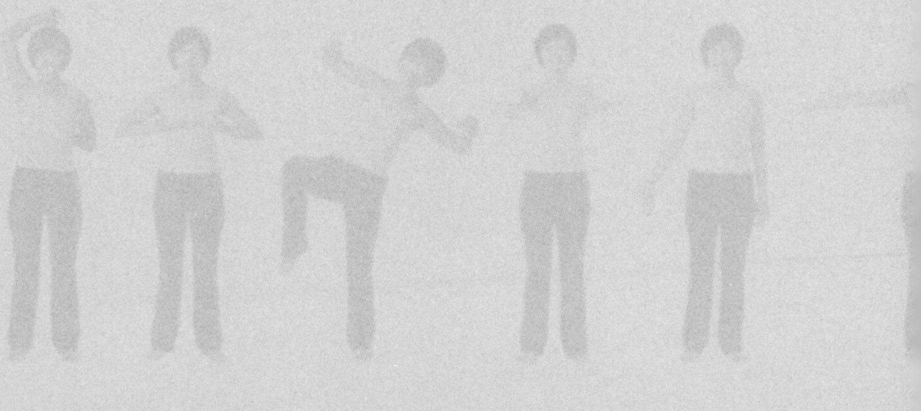

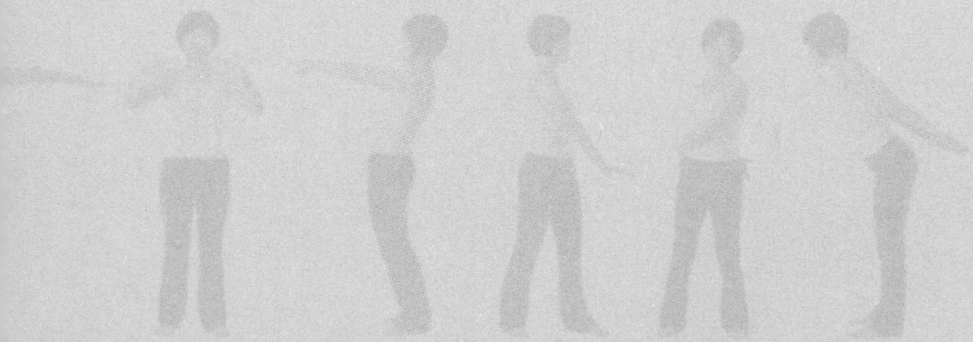

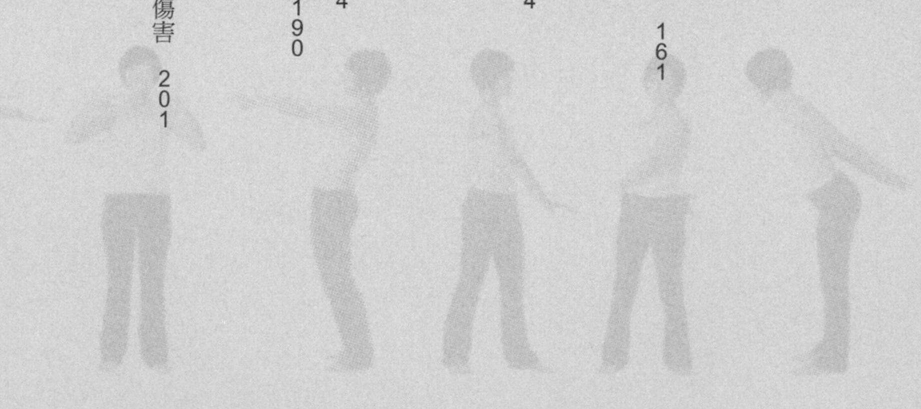

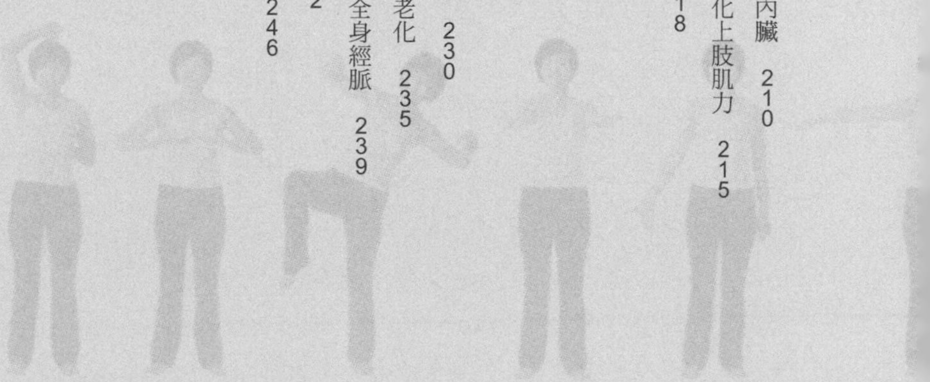

【推薦序一】

傳統與現代醫學兼容並蓄，促進完整健康

近百年來，人類生活方式產生了極大的變化，不但由農業社會進入工業社會，更邁入了全面資訊化的時代；工作型態也由動態轉變成以靜態為主，進而影響到人們的整體活動與健康。人類的平均壽命雖然獲得了長足的進步，但慢性病反而成為威脅大眾健康的主因。在資訊忙碌與自動化生產的社會中，眾多工作者的活動空間，往往侷限於辦公室或生產線上的狹小範圍，加上追求效率的超時工作，造成身體長期處於緊繃狀態，使得慢性筋骨痠痛不再是老人特有的毛病，而是每個年齡層都會面臨的問題。運動的重要性雖逐漸普遍受到重視，但對許多人而言，卻因時間空間的限制而仍然不足；另一方面，運動傷害防治的重要性則與日俱增。

「上醫醫於未病之時」，醫學的進步雖日新月異，但自我運動保健則始終是個人健康的基礎，也是預防醫學不可或缺的一環。運動對健康的益處，不僅僅限於筋骨肌肉的強化，而是全面性地提升身體機能，尤其是對於許多慢性病的預防與治療，都占有極為顯著的地位。因此，對忙碌的現代人來說，的確迫切地需要獲得正確有效的運動資訊，了解適當、適用的運動知識，來維護自己的健康；一旦有了各種身體不適，則需要簡單好用的運動指導原則，來協助其康復及避免疾病復發。

游敬倫醫師在台大醫院骨科部接受了完整的骨科醫學訓練，學習到現代醫學的精要。因其幼時體質過敏，促使他努力練習氣功靜坐來改善自己的身體狀況，並獲得良好的成效，同時開啟了他多方面的興趣，進一步研究瑜伽、冥想、中國傳統醫學及各種養生保健的學問。這些年來，結合其個人的行醫經驗，終於能融會貫通，而且運用在臨床上，協助病患增進恢復的能力及重建健康。尤其是對於現代人因運動不足或運動不當所產生的健康威脅，生活模式與壓力所造成的各種筋骨問題，提供簡單有效的自我運動建議；特別是針對各種體質與疾病患者的運動注意事項、各種運動的特質，以及運動傷害的預防與急性處理，做了簡潔清晰的分析與提示，兼具理論與實用價值。

經由《不運動，當然會生病！》深入淺出的闡述，配合豐富的表格與圖片，使讀者得以輕鬆容易地從中獲得與自己生活息息相關的運動醫學知識，並能針對個人不同的需求，選擇正確而適用的運動建議，獲得自我康復與健康強健的方法，是相當優秀的參考書，值得推薦給大家。

中華民國骨科醫學會理事長

江清泉

【推薦序二】

要健康，請加入「極簡運動」的行列

如果問任何一個人，「你要不要健康？」幾乎每個人都會說「要！」畢竟身心健康是無可替代的財富。只是，要健康，就需要有持續的運動，尤其隨著年齡的增長，身體的狀況逐漸不如以往的時候，運動更是保持健康不可或缺的條件。

然而，有許多人雖然明知身體的重要，但又缺乏持續的健康活動，常常給自己找各種藉口推辭應有的運動，以致於身體狀況更加惡化，也使自己的心情低迷，甚至影響到工作及人際之間的關係。就社會的整體而言，民眾的健康水準降低，看病求醫與用藥的需要就會增加，提高了社會健保支出的成本，造成國家財政的壓力。因此，如何讓一個人願意積極加入健康運動的行列，不只是對於個人有益，對於整個社會也有非常正面的意義。

《不運動，當然會生病！》作者游敬倫醫師，除了是骨科的專業醫師以外，對於傳統中醫的氣理經脈之學，也有深入的了解。而他在修讀台灣大學EMBA時勤學用心、增廣視野，因而體認到自己除了為病人看病治療，還能進一步教導社會大眾如何正確地運動來減少病痛，這樣更能達到行醫濟世的目的。

游醫師看出一般人缺乏對於運動的正確認知，以致於運動不足或採用了錯誤的運動方式。再加上現代人工作忙碌，如果沒有簡要易學的運動，即使知道自己運動不足，也不易維持長期的運動。因此，游醫師根據運動所要達成的效果，發展了一套「極簡運動療法」，讓社會大眾可以快速地鍛練自己，達到強化身體的目的。

書中有條理地告訴讀者「極簡運動」的五大要素，也解答了不少的疑惑，是非常主要的特色，讓讀者除了知道「怎麼做」之外，還能知道「為什麼」。如果讀者能夠照著作者的建議，持之以恆地練習書中所建議的運動，相信健康會有很大的改善，也會在年齡的增長中過著更愉快的生活，因此特為文推薦。

台灣大學管理學院教授
前台大管理學院院長
前中華經濟研究院院長、董事長
柯承恩

【推薦序三】

極簡運動療法，讓你輕鬆動起來！

「不運動，當然會生病！」這句老生常談，從我念大學起，就有讀醫的好友不斷地提醒我。然而仗著年輕，我一直不以為意，直到最近四十好幾，常常腰痠背痛才開始緊張起來。雖然行事曆上都有記載每天要運動的時間，但兩年來從未實施過。網際網路的發達和全球化的趨勢，使得世界變平了，也使得全球競爭日趨激烈！尤其是電子科技日新月異，像我們這種在台灣從事電子科技的人，幾乎都是週間從一大早忙到半夜，在週末能補充睡眠，就是對自己極佳的犒賞了，哪敢奢求有閒情逸致來做運動！

然而，誠如《呂氏春秋》〈重己篇〉所言：「世之人主貴人，無賢不肖，莫不欲長生久視，而日逆其生，欲之何益？」意思是說，大家都想要長命百歲，但每天卻都逆其道而行，當然過勞死也就時有所聞了。幸好游敬倫醫師嘔心瀝血完成了「不運動，當然會生病！」這本鉅著，告訴我們：沒時間運動只是藉口；勞動不等於運動；錯誤的運動可能會使我們未受運動之利，反先受其害。更重要的是，游醫師揉合西醫學理及東方養生術，發明了讓我們這些懶人不能再有藉口的「Yes, we can」之「極簡運動療法」，讓我們可以輕鬆動起來！所以各位懶人們，如歐巴馬所言："It is about time and it is about change." 從現在開始，為了你自己，也為了你的家人，讓我們按照游醫師的方法動起來吧！我現在也要去實施「極簡運動療法」囉！

台灣大學電子工程學研究所所長
呂學士

【推薦序四】

最完整的運動治療健身書

儘管站在醫師的立場，十位醫師可能會有十一種想法與作法，在最後殊途同歸，順利解決了病患的問題。但是，要如何站在病患的角度，讓「運動」這個療法能夠有效執行？誠如作者游敬倫醫師在《不運動，當然會生病！》所提到的，「多運動」，也許只是醫師診療最後例行性的隨口一句話，但卻是最重要的完整醫療的一部分，也是最容易被忽略的步驟。根本的原因，就在於運動「療效」的本質，必須持之以恆及當下有效；因此，病人對於運動醫矚或療法的遵從性非常低。

值得慶幸的是，書中剛好提供了「極簡」的辦法，讓患者能輕鬆地「多運動」。這也是我看過關於運動的叢書中最為完整的一本，除了游醫師橫貫中西的學養與豐富的臨床經驗之外，更可貴的是他汲取並廣納病患的智慧，體會到病患的切身感，才完成了這本結合中西、兼具理論實務，最為完整的運動治療與運動健身的鉅著。

游醫師不吝將他的「心法」與「不傳之祕」公諸於世，讀者若用心體會、身體力行，必可終身受用、身強體健。

林口長庚紀念醫院復健科主任
行政院體委會運動人才培訓運科小組總召集人

【推薦序五】

正確做運動，原來是知難行易

要「知道」運動對身心有好處，並不是件難事，但要「做到」經常運動、對身心產生好處，坦白說還真是相當不簡單。

知易行難的第一個難題，就是「做」。台灣人很勤奮，說到賺錢做工，大家捲起袖子，二話不說就做了；但一講到做運動，沒時間、工作忙……藉口多得很，總覺得運動很麻煩。第二個難題則是「正確地做」，有時好不容易下定決心做運動，錯誤的方式反而造成肌肉拉傷、腰痠背痛等傷害，結果得不償失。

《不運動，當然會生病！》這本極為實用的好書，恰好同時解決了這兩大難題。作者游敬倫醫師身為骨科名醫，結合多年的臨床經驗和醫學專業，更同時融合現代與傳統的中西精髓，鑽研出一套運動療法，他告訴我們可以如何簡單地做運動、正確地做運動，這對長期處於高度身心焦慮疲憊的現代人來說，不啻是一大福音！

以筆者為例，雖然克服了第一個難題，早已養成愛運動的習慣，並且特別喜歡打高爾夫球。但之前由於揮桿姿勢不正確且使力不當，運動多年竟換來了「扳機指」，有段時間手指無法正常伸屈，只好求診於台大EMBA的同班同學——也就是游醫師。

當時游醫師建議筆者，患部手指每天早晚浸泡熱水十五分鐘；做完手指運動後，將無名指與中指用醫療膠帶綁在一起，以正常中指帶動無名指，並減少無名指左右擺動的活動量；同時又教我做了兩個很簡單的運動。對於這麼簡單的步驟能具有多少療效，我實在半信半疑，經過一段時間治癒後，手指不痛了，也就不再去理會它。沒想到一年後症狀又復發，我只好乖乖地遵照游醫師的醫囑繼續復健，這次持之以恆的結果是恢復狀況非常良好。

一個自以為健康的運動，方式和姿勢竟然錯誤多年；一個看似毫不起眼的動作，卻帶來意想不到的療效。這不僅是我的親身經驗，也是我讀完游醫師的運動療法之後忍不住的掩卷驚嘆。簡單做運動、正確做運動原來不是知易行難，而是知難行易啊！因此，我樂於推薦這本書，希望你讀過之後也能和我一樣，簡單做運動、健康過生活！

富邦綜合證券董事長
台大EMBA基金會董事長
中華民國櫃枱買賣中心董事
台灣期貨交易所監察人

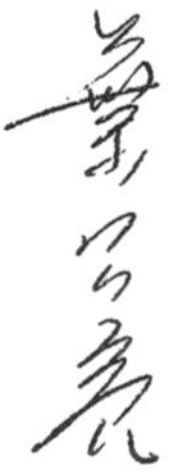

【推薦序六】

極簡運動已成為我生活的一部分

和游醫師的熟識，始於台大ＥＭＢＡ。在班上，我們都屬於「小老弟」等級的晚輩，在眾多德高望重的同學之中，因為年齡相仿，常有「互相取暖」的相處機會。很快的，我們成為無話不談的好友。游醫師內涵豐富、輕鬆而真誠，談起醫學的相關問題，常一針見血、直指核心，又能以最淺顯易懂的語言，解說專業深邃的內涵。而長期致力於中西合併的「大一統知識系統」，也讓他在眾多醫生同學中非常突出。他是我最喜歡的同學之一，在課堂上有明顯的「很會念書」的醫生特質；但在相處溝通上，又是一個開朗自信、幽默熱情，善於把才華用輕鬆自在的方式展現，不浮誇，也不吝於分享。

在台大ＥＭＢＡ這樣的團體中，要得到大家的肯定是不容易的，一來大家都有一定的知識水準，二來大家在社會上的人際關係相對豐富，認識的醫生不乏其人，但游醫師總是得到最多同學的信任跟肯定。最重要的原因，就是他專業與關懷並存的特質。我曾到游醫師的診所拜訪，親眼見到他在川流不息的門診時間內，對每一位患者耐心地傾聽與說明，精準又溫馨，令人相當動容！《不運動，當然會生病！》這本書的內容，我其實已相當熟悉，因為在這之前，他已親自教我好幾招。其中「極簡運動」的概念最讓我受用，現在早已成為我生活的一部分。很高興游醫師把他這幾十年來的心血，藉著這本書讓更多人受益。雖然私心上會覺得這樣可能會減少游醫師當我的「哥兒們」與「家庭醫生」的時間與機會，但讓更多人認識這位熱情洋溢又聰明絕頂的好醫生，絕對是所有人的福氣！

知名音樂製作人兼評審
蝴蝶效應國際製作有限公司負責人

【作者序】

來自患者回饋與醫學智慧的極簡運動療法

聽到病人的心聲

每天在診療室，往往都可以聽到這樣的對話：

「醫生，聽說你很會教運動，可以讓關節筋骨變得更有力？我也想嘗試看看。」

「醫師，我已經很配合吃藥了，偏偏我的胃腸不好，一吃藥就會不舒服。但是我的關節實在很無力，一走起路來就疼痛，有沒有別的辦法可以改善？」

「很多醫生都說我應該要開刀，但我真的很害怕，光想到就睡不著。我自己知道年紀大了，只希望減輕疼痛，能自由活動就好了！」

「大夫，我已經開過刀了，手術是很順利，但是症狀卻沒有完全消除，能不能請你幫幫忙，想個法子？」

「醫師，我以後要怎麼保養，才不會讓疼痛復發？」

「跟著你做這些運動真的很好，我覺得自己越來越有力量，也輕鬆多了！」

病患可說是醫療人員最好的老師，候診室裡的每一位菩薩，都用自己身體的苦痛，讓我們知道他們的實際需求。這促使我們得以從患者的角度來思考問題，同時也深刻體會

到一個身體不適的人，除了接受現代醫學提供的各種檢查、藥物、手術、復健療程之外，還要了解人為何會生病、又為何能保持健康的道理，這樣才能真正讓自己更有活力、更快樂。

因為深切地感受到病患的不同需求，我嘗試將各種運動的方法融合在臨床治療之中，希望能協助患者改善健康、減少疼痛、強化力量，並增進身體機能。很慶幸自己擁有特殊的機緣，除了承襲正統醫學教育的理論，還接觸到呼吸、氣功、冥想、瑜伽等數千年來人類養生與自我修鍊的學問，並親身體驗了中國傳統醫學中針灸與經絡的學說。於是將這些東方養生智慧與現代骨科復健醫學、運動醫學相結合，並配合臨床經驗加以調整、改良，成為一套極簡單的保健養生運動。這些動作簡單到連大多數身處病痛的患者都能夠輕易操作，而且不會太花時間，也沒有太多空間的限制；同時可做為一般人的保健動作，只要極少的時間就能獲得一定的效果。

之所以能發展出這樣一套運動保健法，一方面深切地感謝來自醫學院、醫院、以及各方良師益友教給我的知識，另一方面則是病患回饋給我的智慧與體驗。然而這些因緣際會能夠開花結果，則必須從四十多年前那個體質過敏的我談起。

我也曾為過敏體質所苦

「不要再跑了，不然晚上你會咳嗽！」

已經四十多年了，我還清楚記得小時候在巷弄中奔跑，就會聽到媽媽的呼喊聲。但愛

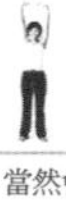

跑愛跳的小孩，怎麼耐得住玩伴的邀約？於是那天晚上就真的咳個不停，甚至喘了起來，然後又得勞煩父母去買藥，當然也少不了一頓叮嚀。

那年代也搞不清楚什麼是過敏，只知道冷風是我的禁忌；還有舊書、舊毛毯……，只要接觸到塵封已久的物件，便會咳個不停，喘了起來，再加上鼻塞、流鼻水、打噴嚏，一轉眼間半包衛生紙就不見了！但事情到此還沒了結，鼻子癢了我就忍不住去揉，揉一揉就流鼻血，嚇到家人也嚇了自己。反覆發作的症狀讓我成為診所的常客，通常一進門，護士阿姨就知道我的老毛病又犯了。吃藥、擦藥、乃至藥物燒灼都無法改善。

既然上醫院看不好，親朋好友便提供了許多偏方，父母親也辛苦地到處張羅。像神農嘗百草一樣，「絲瓜鬚燉赤肉」、「青蛙煮薑絲」等等各式各樣的藥補，我都試過了。星期天全家起個大早，到山裡玩？是的，但還有一個附帶任務，就是幫我採藥去。我還記得有一種蕨類的地下球莖，小巧可愛有著褐色的斑點，叫做「鵪雞蛋」，家人幫忙挖了好些回家燉肉吃。有效嗎？有的，可以補充蛋白質，至於其他的效果就不大清楚了。在物質缺乏的年代，能夠有這些偏方來祭祭五臟廟，也成為一種意外的「特權」。

懵懵懂懂長大了，有人說青春期以後體質會逐漸改善，但我的狀況卻一點都不明顯。到了高中時的冬天，甚至嚴重到只要躺下睡覺，就會鼻塞到無法呼吸。這時我想起國中時一位長輩教我的氣功，便試著做做看。沒想到鼻子竟然通了，可以躺下睡覺了。從那時開始，為求安眠穩睡，每晚我都認真做著基本吐納與簡易氣功，而老天爺可是賞罰分明：有練，就能夠安穩入睡；沒練，就一夜鼻塞無法成眠。

經過一個冬天與春天的嚴格訓練，當夏天來臨時，我已不再為鼻塞過敏所苦，而吐納練功也成為生活中不可或缺的「制約反應」了。親身的體驗加上武俠小說的催化，研究更多吐納、冥想、氣功的方法，成為我腦中不可磨滅的追尋方向。

現代醫學與傳統養生法相輔相成

生命的奇妙是當你有了一個夢想，機緣似乎就會隨之產生。在往後的歲月中，許多位老師帶領我不知不覺地走入呼吸吐納、氣功、與自我訓練更深的境界。醫學院生涯中，因學校的社團活動，讓我接觸了針灸醫學與傳統經絡理論的世界。這是一個以「氣」為理論基礎的範疇，有別於我所研修的西醫課程，卻與我的個人體驗可以結合。又因為經年累月的自我鍛練，自己的身體已成為最好的老師，讓我在學習的過程中可以不迷惑，因為身體會告訴我：哪些是真的，哪些有疑問，而哪些是有效果，哪些則必須予以保留。

而骨科醫師的養成過程，讓我對人體的結構與功能有了更深刻的認識。過去所學習的不同領域，包括氣功、針灸與現代醫學竟逐漸融合在一起，不只並行不悖，而且相輔相成。這是個十分有趣的經驗，來自不同時空背景的智慧，竟可以充分配合。例如以現代運動的觀念來看，心肺功能的訓練，應要達到最高心跳率的百分之六十到八十，且持續一定時間以上，才能產生較佳的效果。然而在傳統「氣」的鍛練裡，卻是在更慢的呼吸與心跳率中，顯著地增進心肺功能。事實上，這對於不擅長運動、不適合激烈運動、時間空間安排不易的人來說，是一個有效而簡便的選擇。

大部分的人都聽過運動對健康的影響很大，但要以運動來促進健康，可能就不是簡單一句「多做運動」就可解決。更多的人可能會說：「我知道這很重要，但我真的沒時間。」或者說：「我做了，但還是沒有效果。」因此，我面臨的最大挑戰是要如何快速、簡單地達到療效，同時要和患者進行基本觀念的溝通。因為許多鍛練方法需要一定程度的基礎訓練，而現代人往往過度忙碌，患者的體能又無法負荷過多或繁複的運動模式。此時就必須從源頭著手，將各種運動去蕪存菁、化繁為簡，成為人人可做，同時可廣泛運用的方法。《不運動，當然會生病！》一書所介紹的「極簡運動療法」，就是奠基於此所發展出的養生保健法。

「極簡運動療法」讓你更健康

隨著科技發展與工作、娛樂型態的改變，我們的生活方式已與過往大不相同。前人日出而作、日落而息，今人的工作可能每天超過十二小時、日夜顛倒。前人「一步一腳印」，今人每一步踏的都是「石頭」，不論是柏油馬路、地磚、還是高級石材，我們的腳、踝、膝都承受著與過去不同的壓力。電腦成為工作中不可或缺的工具、電玩是許多人的重要娛樂，久坐成為常態，而肩頸疾病也就與日俱增。緊張的壓力與超時工作成為健康的殺手，而運動往往在「拚經濟」中被犧牲，成為可望不可及的「奢侈品」。

《不運動，當然會生病！》一書將從運動生理學的角度分析運動的重要性，也提供了幾個簡易的評估法，幫助讀者迅速了解自己的體能狀況。對於「極簡運動療法」的五大基本要素——心肺功能、柔軟度、肌力與肌耐力、平衡力，以及內臟運動——也會一一詳述，並將介紹呼吸與節奏在健康運動的主導地位。當然，最重要的是介紹一套極為簡單、隨時可行可練的運動方法，分成「整體保健」、「肩頸上背」、「腰腹下背」、「上肢」、「下肢」五部分，讀者可視個人體能狀況及需求來練習。書中的運動方式已極盡簡化，或許有人忍不住會問：「就這麼簡單嗎？」是的，就是這麼簡單。看過武俠小說的人可能會記得，內力深厚的高人畫個簡單的圓，便能抵過許多招式。重要的是去做，而且用「心」去做，這樣便有機會輕鬆獲得健康。

本書前面三章談的是運動的重要及極簡運動的概念，後面的四到八章則告訴大家如何用極簡運動來保養及改善身體的疼痛，讀者可依據自己的切身問題或興趣來閱讀。不過，在這裡要特別強調，第四章「掌握呼吸要領」的部分，是不可或缺的一環，依照傳統功夫來說，這就是所謂的「心法」或「不傳之祕」，值得大家一起來細細體會與探討。本書發行時，也將同步開闢「健康醫師網」（http://www.doctorhealth.tw），希望可以和大家做更多的互動和交流，一起為健康而努力。

1

不運動，當然會出毛病

「唉呦，我的腰好痠唷！醫生，我是不是腰椎出毛病了？」

「好奇怪，我每天都睡很久，怎麼還是感到疲倦呢？身體檢查也沒發現什麼問題啊！」

在診間，有越來越多的人因為腰痠背痛或筋骨痠痛來看診，有的人可能是想動也動不了，有的人可能是一動就這兒痛那兒痛，有的人是不愛動卻全身痛，總之是毛病百百種，但事實上在我眼中，有相當大比例都可以歸咎到同一個原因，那就是——不運動！

不運動真的影響這麼大嗎？沒錯！在本章節中，我將要告訴你，運動對於我們的重要性，不比陽光、空氣、水和食物來得少！

一、你累了嗎？……

「你累了嗎？來一瓶……」，相信這是大家都耳熟能詳的廣告台詞，為什麼這麼紅，又讓人記憶深刻呢？因為疲憊，幾乎可以說是現代人的通病！阿公阿嬤老是抱怨肩頸腰背不舒服，全身關節無力，身體反應也變慢；青壯上班族，則是只要稍不留神，就扭到腳、閃到腰，就算心血來潮偶爾活動一下，結果卻心跳急促、氣喘吁吁；小姐、太太們身型逐漸改變，不但蝴蝶袖跑出來，臀部下垂、小腹隆突，小腿肌肉也開始鬆軟無力；而年過四十的中年男子則是精神、體力大不如前，就算休息過後，還是疲倦不堪，肌肉也越來越沒力，甚至開始萎縮。更嚴重的，還有因為身體狀況不佳而導致情緒不佳，除了影響工作效率外，也會動不動就煩躁生氣，影響人際關係，甚至連帶地出現各種代謝性疾病。

要知道，現代老中青三代常見的這些毛病，其實都是體質能量下降所引起的，追根究柢，也就是運動量不足。有句老生常談說得很棒——「活動，活著就要動。」可惜因為現代的生活習慣，導致大部分的人們都忽略了這麼基本的養生健康之道。

你想要徹底解決腰痠背痛、疲倦無力等病痛嗎？請從根本開始做起，那就是多多從事正確的運動，或許我們可以將廣告台詞換個說法：「你累了嗎？來一段『會呼吸的運動』吧！」

二、你的健康亮紅燈了嗎？

媒體不斷傳出越來越多的科技業菁英、學術界教授、醫學界名醫因工作繁忙而英年早逝的消息，令人不勝唏噓。事實上，除了這些知名人士以外，市井大眾中更不知有多少人為了打拚生活而超時工作，導致睡眠不足、體力與壓力過大，進而引發所謂的「過勞死」。

雖然每個人都知道健康是人生的根本，失去健康就等於失去一切，但是大多數的人在人生戰場上衝鋒陷陣時，卻往往將健康放在最後一線，也因此過勞死的問題在現代也就顯得日益嚴重。

所謂的「過勞死」（karoshi）是日本人所發明的名詞，意思是說，人們在相對年輕的時候因過度勞累而死亡。多數過勞死的人往往都是因為長期高強度、超負荷的勞心勞力，卻缺乏足夠休息、營養與運動，導致心臟、血管及腦血管的病變所致。從日本的研究中，我們可以發現，長時間工作、輪夜班、長時間睡眠不足、自我期許高且容易緊張，以及幾乎沒有休閒嗜好的人，是最主要的危險群。

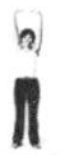

過度勞累自我檢測表

你的身體是否出現下列警訊？請在□中打v

- □常感到疲勞而精力不足
- □時常因壓力而感到頭痛
- □胸悶、食慾不振
- □記憶力減退而精神不集中
- □肩部與頸部僵硬發麻
- □肝功能異常
- □早發性掉髮
- □腸胃障礙
- □易怒、悲觀、情緒不穩定
- □高血壓、糖尿病、高膽固醇、高血脂、痛風患者
- □睡眠障礙
- □不吃早餐或飲食不固定
- □工作競爭壓力極大
- □工作量極大

事實上，身體出毛病前，一定會出現以上警訊，只不過往往被忽略了。現在就來看看檢測的結果（如下），你的身體是否已經亮紅燈了呢？

過度勞累自我檢測表檢測結果：

- 綠燈：兩個以下的v，代表你的身體所承受的風險並不高，如果能再降低一點就更好了。
- 黃燈：三到五個v，代表你的身體所承受的風險已處於警戒狀態，請盡快調整你的生活型態。
- 紅燈：六個以上的v，代表你的身體正承受高度的風險，必須立即降低生活和工作上的壓力。為了你的健康著想，請馬上行動！

有些人可能會說，會過勞死的人其實是不懂得照顧自己，並認為自己是朝九晚五的平凡上班族，雖然賺得不多，但也樂得清閒，工作上壓力不大、準時打卡、準時下班，所以「過勞死」根本威脅不到他。但基於完整健康的觀點，我不得不提出警告，因為現代人的健康警訊，可不只是過勞死而已喔！

三、現代人真的活得比較長、比較幸福嗎？

現代人真是越來越長壽了，從新聞報導中，我們發現人類的平均壽命越來越長，一百五十年前，美國白人的平均壽命約在四十歲，到了二〇〇五年，則已經到了七十七・八歲。

根據衛生署公布的資料，二〇〇七年台灣人的平均壽命已達七十八・二五歲，男性七十五・一歲，女性八十一・九歲；而根據日本的統計，一九〇六年台灣男女性的平均壽命分別是二十八和二十九歲。短短的一百多年，人類的平均壽命的確獲得了長足的進步，但這是否就表示現代的人比較不容易老呢？事實上，並沒有那麼單純，因為我們得從「平均餘命」（Life Expectancy）的觀念來分析。所謂的平均餘

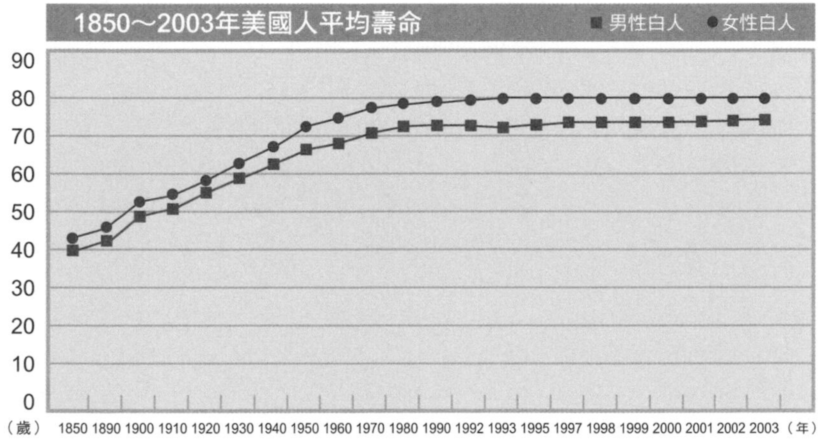

命，表示在不同年齡層中，可預期的未來存活時間。舉例來說，「○歲時的平均餘命」，也就是孩子一生下來時，預計他可以存活的平均年數，這也相當於我們一般所說的平均壽命；而「六十歲的平均餘命」，則是一個人活到六十歲後，預估可以再存活的年數。

以美國男性白人為例，一百五十年前，○歲白人的平均餘命約是四十歲，到了二○○三年則是七十五歲；但如果從各年齡層的平均餘命來看，我們可以發現一百五十年前是七十歲的人，平均可再活十年；然而到了二○○三年時，一個七十歲的老人，則可再存活約十三．五歲。一百五十年前是十，一百五

美國男性白人過去150年各年齡層平均餘命

西元	0	10	20	30	40	50	60	70	80
1850	38.30	48.0	40.1	34.0	27.9	21.6	15.6	10.2	5.9
1890	42.50	48.45	40.66	34.05	27.37	20.72	14.73	9.35	5.40
1900~1902	48.23	50.59	42.19	34.88	27.74	20.76	14.35	9.03	5.10
1909~1911	50.23	51.32	42.71	34.87	27.43	20.39	13.98	8.83	5.09
1919~1921	56.34	54.15	45.60	37.65	29.86	22.22	15.25	9.51	5.47
1929~1931	59.12	54.96	46.02	37.54	29.22	21.51	14.72	9.20	5.26
1939~1941	62.81	57.03	47.76	38.80	30.03	21.96	15.05	9.42	5.38
1949~1951	66.31	58.98	49.52	40.29	31.17	22.83	15.76	10.07	5.88
1959~1961	67.55	59.78	50.25	40.98	31.73	23.22	16.01	10.29	5.89
1969~1971	67.94	59.69	50.22	41.07	31.87	23.34	16.07	10.38	6.18
1979~1981	70.82	61.98	52.45	43.31	34.04	25.26	17.56	11.35	6.6
1990	72.7	63.5	54.0	44.7	35.6	26.7	18.7	12.1	7.1
2000	74.8	65.4	55.7	46.4	37.1	25.2	20.0	13.0	7.6
2003	75.4	66.0	56.3	47.0	37.6	28.8	20.6	13.5	8.0

（資料來源：U.S. Dept. of Commerce, Bureau of the Census. Historical Statistics of the United States.; Department of Health and Human Services, National Center for Health Statistics; National Vital Statistics Reports, vol 53., no.6, Nov. 10, 2004. Web:www.dhhs.vos.）

十年後是十三・五，這表示過去這一百五十多年來，人類在壽命上的努力，最大的成就在於大量減少嬰兒及兒童的死亡率，但對於老化以後是否能活得更久些，以增加的年數來看，似乎幫助並不大。

所以，拜現代醫學之賜，人類嬰幼兒的死亡率已大幅下降，而我們也大量減少在年輕時因疾病或事故傷害而死亡，有更多人都能夠順利活到必須長期面對老化問題及慢性疾病。

慢性病及老化問題纏身

現代社會中，有越來越多人可以成為老人，可是一旦成為老人後，我們對老

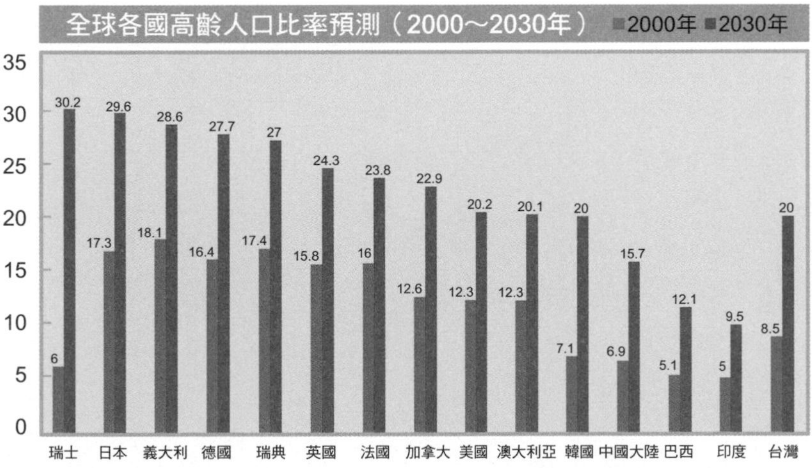

（資料來源：United Nations: Statistics Bureau, Ministry of Public Management, Home Affairs, Posts and Telecommunications; Ministry of Health, Labour and Welfare: Statistical Handbook of Japan 2003; ITIS統計。）

化本身的掌握與生命的延續，卻沒有比百年前的人來得更高明，換句話說，有越來越多的人，必須長期忍受衰老或慢性疾病所帶來的折磨。

二〇〇五年，美國的十五大死因仍以心血管疾病、惡性腫瘤、腦血管疾病為主。而慢性下呼吸道疾病、糖尿病、阿茲海默症也扮演重要的角色。而台灣二〇〇七年的十大主要死因與二〇〇六年相同，其中仍以惡性腫瘤占百分之二十八・九最多；其次為心臟病與腦血管疾病，分別占百分之九・三與百分之九・二。

不論是從美國還是台灣的主要死亡原因來看，我們都可以發現一個事實，那就是在死亡之前，大多數患者已經和這些疾病相處了相當長的一段時間。根據統計，台灣四十歲以上的成人，每一

2007年台灣十大死因

排名	疾病名稱	占總死亡人數比率(%)
1	惡性腫瘤	28.9
2	心臟疾病	9.3
3	腦血管疾病	9.2
4	糖尿病	7.4
5	事故傷害	5.1
6	肺炎	4.2
7	慢性肝病及肝硬化	3.7
8	腎炎、腎徵候群及腎性病變	3.7
9	自殺	2.8
10	高血壓性疾病	1.4

以上10個原因，合計占總死亡人數75.8%。
（資料來源：行政院衛生署）

百人中約二十五個人有高血壓，每一百人中約十個人有糖尿病，即使是惡性腫瘤，在發病前也已經在人體潛伏了很長一段時間。

除了這些最後可能會致命的疾病外，現代人還得忍受慢性關節炎、慢性背痛、肩頸僵硬疼痛、頭痛、虛弱、慢性腸胃疾病、憂鬱、焦慮、睡眠障礙、社交萎縮等非致命性疾病的折磨。根據世界衛生組織的統計，約有百分之七十五的現代人處於亞健康狀態，另外有百分之二十的人身體有疾病，如此一來，真正健康的人恐怕只有百分之五左右。

惱人的筋骨困擾如影隨形

現代人不只要面對上述老化和慢性病的威脅，筋骨痠痛也是相當常見的夢魘。我常聽到人們喊腰痠背痛、關節僵硬無力，看起來好像都是一些小病小痛，但這些惱人的小問題，卻大大影響了日常的生活品質。

由於人體的骨骼肌肉關節系統，每天忠心耿耿地支撐著我們的身體架構，一方面要抵抗地心引力，一方面還要提供我們吃喝玩樂追趕跑跳碰的動能，可以說負擔相當沈重。從臨床經驗來看，超過四分之三以上的筋骨問題，與日常生活習慣有關。

以現代上班族為例，大多數的人往往在辦公桌前一忙就是一整天。古人說「案牘勞形」，意思是說整天坐在桌前用腦工作是很辛苦的。而在這資訊爆炸的時代，電腦幾乎成為許多人工作上無法或缺的夥伴，但卻也增加了身體負荷。

長時間打電腦，傷手也傷腦

打電腦的人得長時間低頭做事、埋頭苦幹，甚至目不轉睛、聚精會神，加上工作本身的壓力，往往會直接造成肩頸部的負擔。像是長期緊繃的肌肉筋膜除了會因疲勞而疼痛外，還會導致局部血液循環不良，讓人感到痠麻脹痛，活動機能受限；同時還會產生關節僵硬，脖子轉動起來嘎嘎作響。但上班族的疼痛並不僅止於肩頸，它們同時還會傳導到後腦甚至兩側太陽穴的顳部、乃至於前額，使得整個頭部彷彿被箍住一般，這種現象與「壓力性頭痛」有著相當密切的關係。

要知道，如果這樣的情況沒有改善的話，那麼接下來將導致頸部椎間盤的病變及頸椎的退化，產生排列上的錯位滑脫或骨刺；嚴重時還可能壓迫到神經結構，產生上肢的神經傳導痛、麻痺、肌肉無力或萎縮。

聽起來很恐怖吧！但這一連串的身體筋骨及神經變化，都可能是長期忽略工作時的動作所累積而成的。而且，除了剛剛提到的問題外，同樣的打電腦姿勢不當，相關症狀還可能擴展到上背部，包括兩側肩胛骨上、下方的肌肉及肩胛骨之間，進而變成慢性問題。

由於人體肩胛骨間的肌肉具有支持兩側肩胛骨穩定與活動的功能，因此，長時間的疲勞會令人坐立不安，明顯影響工作能力。此處的疼痛位於中醫經絡學上膀胱經的「膏肓穴」附近，因此常被一般民眾稱為「膏肓痛」，這與西方整脊學上所說的「第四胸椎症候群」也相吻合。

姿勢不正確，毛病就一堆

別以為故事就此結束，事實上長時間固定姿勢的工作，尤其是姿勢不正確或偏斜時，還會使肩關節的活動度下降——關節囊緊縮、肌耐力下降，使得關節滑液囊持續產生炎性反應或黏連，進而造成肩關節疼痛及活動障礙，特別是常常導致後旋與外旋困難——這與傳統所說「五十肩」的症狀相近，但發生的年齡層卻逐年在下降，越來越年輕。

另外，工作上所導致的疼痛並不侷限於肩頸，也可能發生在手肘外側，造成肱骨外上髁炎，即一般所謂的「網球肘」。網球肘常出現於網球運動時施力不當所致，其他類似的運動如羽毛球、桌球也常發生，而家庭主婦刷洗鍋子、窗戶也常發生。另外，長期使用電腦、滑鼠的人也常會罹患此疾，故而許多人也將這毛病稱為「電腦肘」或「滑鼠肘」，通常是電腦工程師及電腦繪圖員最常見。使用電腦引起的肘部疼痛，有時也會出現在手的內側（即所謂「高爾夫球肘」），或是手肘凹窩附近的二頭肌腱附著處。

這類的疼痛也可能因為肌肉反覆緊繃，而出現在手前臂的肌肉。手腕長時間處於施力與背屈狀態，則可能造成手腕部位的橫腕韌帶增厚，壓迫到正中神經，進而導致手心、手指麻木無力，這就是常見的「腕隧道症候群」。如果壓力集中在肌腱，則可能造成大拇指外側肌腱發炎，因常發生於年輕媽媽身上，而被稱為「媽媽手」。如果已經產生手指屈側肌腱腱鞘發炎，導致無法自由伸屈，甚至卡住而發生聲響，則形成所謂「扳機指」的症狀。

從上述一連串的筋骨毛病來看，我們可以發現：長時間在辦公室工作的人，若再加上長時間使用電腦，那麼他將可能面臨從頸肩問題到壓力性頭痛、肩關節活動障礙，肘、腕、指肌腱問題，乃至頸椎退化或頸椎間盤突出、頸神經病變，及上肢周圍神經的壓迫，都可能隨之而來。

除了辦公室的朋友外，長時間上網、熱愛線上遊戲的人，準備高中基測或大學學測的年輕學子……，都會發生類似的症狀。現在很多小孩喜歡電腦遊戲，平時家長常會予以限制，但是到了

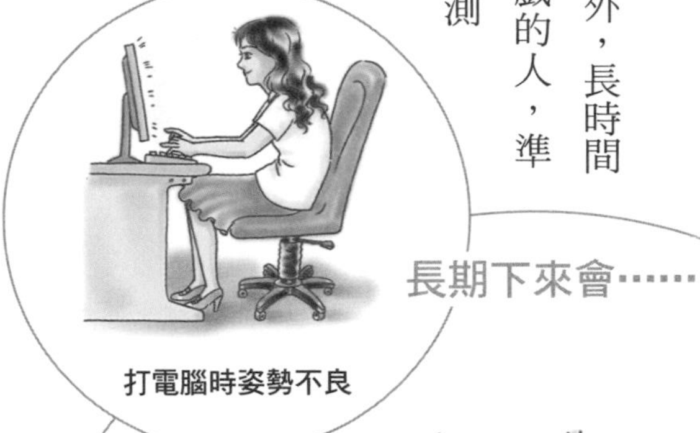

打電腦時姿勢不良

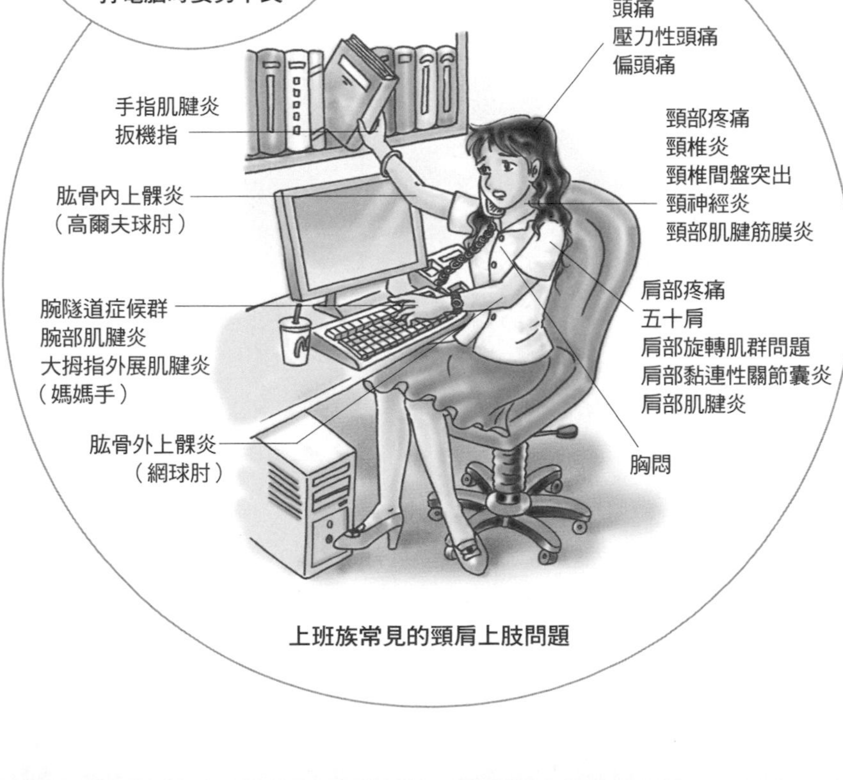

上班族常見的頸肩上肢問題

寒暑假則「開放」，造成寒暑假一大堆小孩肩頸肘疼痛，一問之下才恍然大悟——以前孩子們寒暑假常打球受傷，今日孩子們寒暑假則容易「打電動受傷」。

長時間坐姿不良，腰膝也發疼

另外，凡是長時間使用電腦的上班族或是學生、網咖族所受到的傷害其實不僅止於上半身，連下半身也承受著相當的壓力。

長時間久坐常造成下背的壓力增加、腹背肌肉鬆弛，導致下背肌膜炎發生而產生下背痠痛。病情加劇時往往還會造成腰椎椎間盤的狹窄退化、腰椎退化性脊椎炎，嚴重時則壓迫到神經或產生坐骨神經痛。此外，缺乏足夠的運動則會使肌肉退化無力，若是長時間久坐，膝蓋常處於過度彎曲的位置，膝蓋骨（髕骨）與其下方的大腿骨（股骨）間的壓力便會增加，造成膝關節即使在沒有做粗重工作的狀況下，也可能提早退化。最初症狀是久坐起來時膝關節明顯疼痛，動一動就好些；當病情加劇時，疼痛也就更厲害。

除了筋骨問題外，長時間久坐也使得腸胃蠕動變少變緩，像許多年輕人便飽受便祕所苦；有報告甚至指出，飯後久坐及缺乏運動，將導致胃食道逆流的疾病增加，造成胸悶胸熱、慢性乾咳和慢性咽喉炎等問題。另外，長時間久坐同時還會造成下肢血液循環不良。曾有案例報導青少年長時間久坐網咖，造成下肢蜂窩性組織炎。缺乏足夠活動的同時，會造

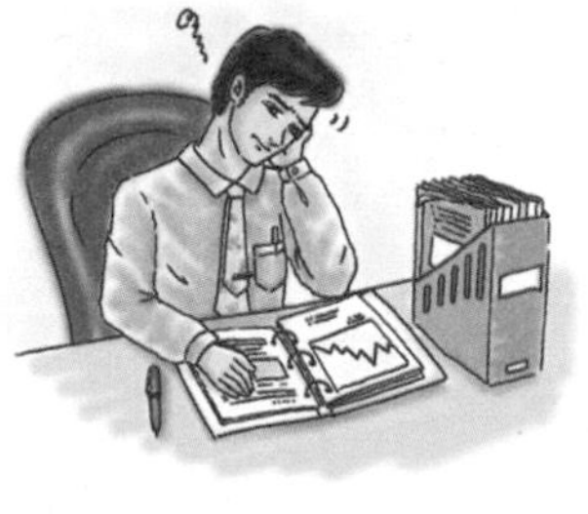

長時間久坐

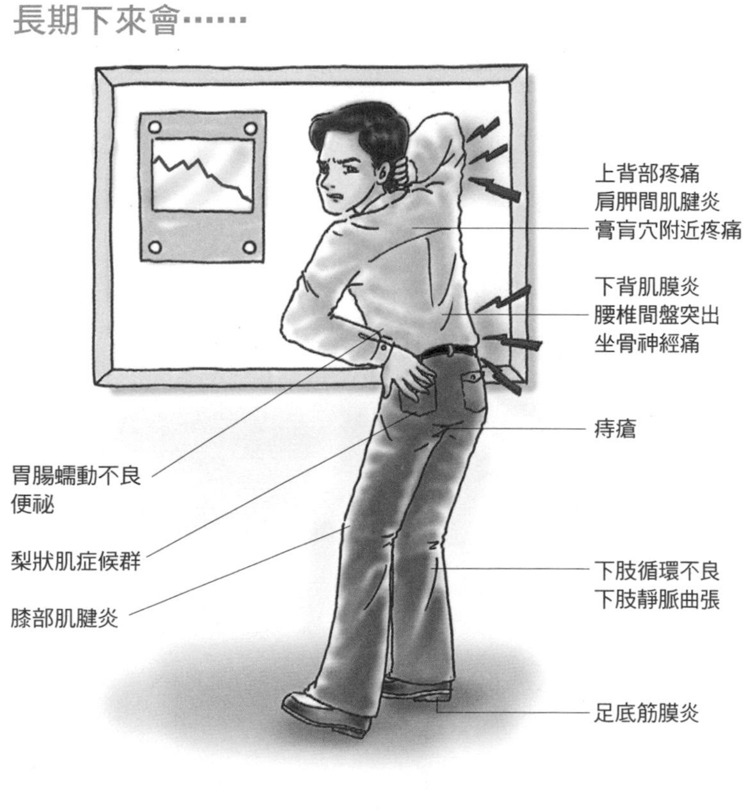

上班族常見的背部下肢問題

成身體代謝率下降。記得年前冬天極其寒冷，門診上就看到好幾例十幾歲的年輕人因久坐上網，而造成手指、腳趾的凍瘡，這都是過去少有的現象。

除了工作以外，日常的生活習慣其實也與筋骨問題息息相關。例如喜歡在沙發上睡覺、躺著看書、看電視的人，要特別留心肩頸部的傷害；久坐太軟的沙發或斜躺在椅子上的人，則要留心腰部的問題；愛穿高跟鞋的時髦女性，則會經常出現足跟炎與下背疼痛。因為穿著高跟鞋，就好像走在下坡的路上，身體重心被迫往前，只好將腰部過度後挺回來，才能維持身體的平衡。如此一來，腰椎的弧度增加、臀部提高、胸部挺起，雖然可以獲得較修長的視覺效果，但下背可就辛苦了。假以時日，脊椎便承受了過多的負擔，又因為腳掌下壓，造成小腿肌肉縮短，長久下來，小腿與跟腱緊縮，而造成慢性肌腱炎。如果加上愛穿尖頭的鞋子，還容易造成大腳趾外翻變形，導致疼痛和行走困難。此外，太硬的工作安全鞋，則可能增加腳底壓力，進而造成足底筋膜炎及蹠骨炎。

因此，當我們面對各種筋骨疾病時，仔細去思考生活中點點滴滴可能造成身體不適的影響因子，是非常重要的步驟。也唯有如此，才能夠釜底抽薪，從根本去解決問題，一方面加速健康的恢復，一方面則能預防相同的故事再度重演。

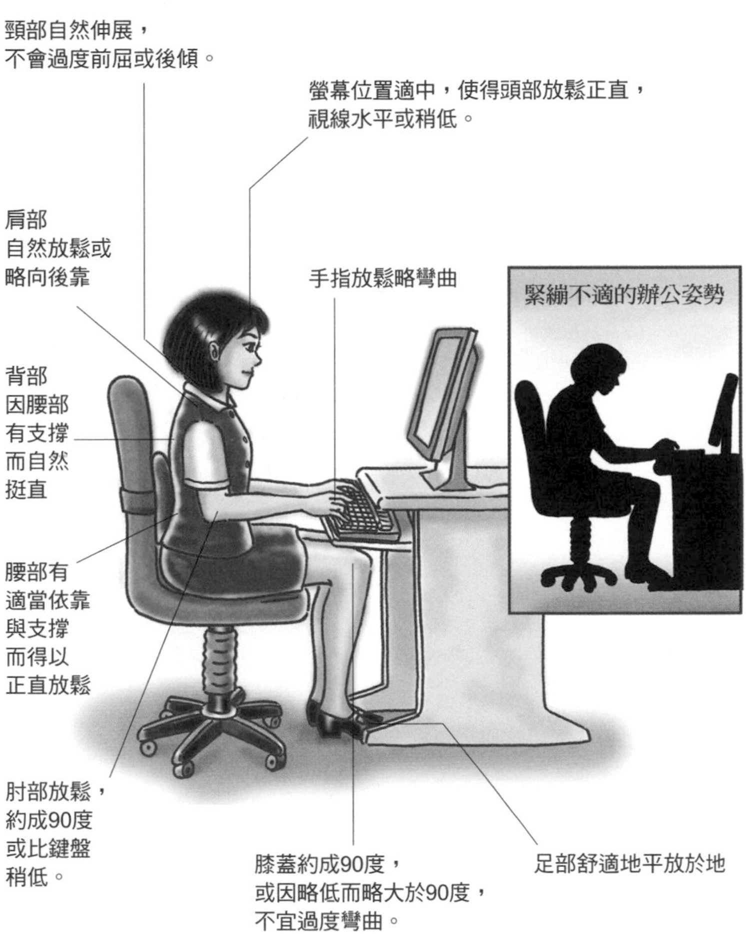
頸部自然伸展，
不會過度前屈或後傾。
螢幕位置適中，使得頭部放鬆正直，
視線水平或稍低。
肩部
自然放鬆或
略向後靠
手指放鬆略彎曲
緊繃不適的辦公姿勢
背部
因腰部
有支撐
而自然
挺直
腰部有
適當依靠
與支撐
而得以
正直放鬆
肘部放鬆，
約成90度
或比鍵盤
稍低。
膝蓋約成90度，
或因略低而略大於90度，
不宜過度彎曲。
足部舒適地平放於地

正確舒適的辦公姿勢

四、運動，永保健康青春之泉

老化既然是不可對抗的自然現象，慢性病又在一旁虎視眈眈地威脅我們，筋骨痠痛更和現代人「常相左右」，為了擺脫這些病痛的糾纏，有越來越多的人重視「養生」，希望在年事漸長之後仍保有健康、快樂、幸福的生活品質。近年來，不論是醫學領域、運動專家、營養專業人士，紛紛提出養生相關的學說或方法，希望幫助人們活得更健康，這些方法如雨後春筍冒出，甚至令人眼花撩亂，不知應該相信哪一種才好。我認為疾病的預防應更甚於藥物治療，在疾病未形成前就要防患未然，也就是古人所說的「上醫醫未病之病」，在疾病尚未產生之前，就將之消弭於無形，這樣才是健康的根本之道。

一九九六年美國疾病管制局的指標性報告指出，超過百分之六十的成年人都未達到醫界所建議的身體活動量，甚至有百分之二十五的人幾乎都不活動。而美國每年有超過二十五萬人的死亡與缺乏規律的身體活動有關，這種因活動量不足而造成的健康威脅，被稱為「靜態生活死亡症候群」（Sedentary Death Syndrome）（Frank Booth, 2001）。可見身體如果動得不夠，就很容易出狀況。

有越來越多的調查和醫學研究證實，規律的身體活動及良好的生活習慣可以預防過早死（premature death）及不必要的疾病與殘障。對大多數沒運動的人來說，適度的身體活動（moderate physical activity）也可以達到促進健康的效益；對已經有適度身體活動的人來說，如果能再增加一些運動量，則可進一步獲得健康的好處。要知道，身體活動量較多的人遠比不運動的人長壽，就算你到晚年才開始運動，也能得到非常好的效果。

人們常說年紀大了要有「老本」、「老伴」、「老友」，但別忘了「老健」也是相當重要的一環。想要老來健，靠的不是仙丹妙藥，而是看你在還能動的時候，是否可以好好地做好準備。為什麼我會說，運動就如同被遺忘的青春之泉呢？我們可以簡單地從運動生理學的兩個角度來看這個問題。

運動強化人體外在的應變力

從生物演化的觀點來看，我們可以發現，幾乎所有的生物體結構均取決於生存與生活上的需要，人類當然也不例外。雖然在兩百萬年前，人類可能因大腦結構產生了突破性的發展，因而在進化上逐漸與其他動物分道揚鑣，但直到百年以前，體力仍在歷史上扮演著決定性的關鍵，無論是在生產力與戰爭能力上的表現。因此，我們可以說人類的身體是為了達成「活動」的目的而存在，而非為了「休息」。

也因此，在運動的過程中，人類得運用到大腦、小腦、脊髓、神經，到肌肉骨骼關節系統，以及周邊的回饋控制系統。同時，運動所需要的能量還得經由心肺血管系統、消化系統，與內分泌系統來提供。因此，我們的人體應該得經常接受不同的運動負荷挑戰，才能維持最佳的功能狀態。

當我們運動的時候，全身的神經、心肺、內分泌、骨骼及肌肉等系統，都會保持在最活絡、旺盛的階段，讓我們對外在保持高度的應變能力，這是人類存活的根本能力，可惜卻被現代人漸漸忽略了。

所以，運動原本就不會造成身體的負擔，反而是太少或是不足的運動，開始成為我們的困擾。舉例來說，許多人都有過類似的經驗，如果身體已經很久沒運動了，卻因為心血來潮突然去爬山或跑步，得到的結果就是全身痠痛好幾天。如果經過適當休息後再從事同樣的活動，身體不但將逐漸適應，而且活動起來也會更加輕巧有勁，體能也隨之進步；但如果又中斷，且長時間不動，那麼下次再去爬山或跑步時，同樣的情況便會重演。因此，規律而持之以恆的運動，對身體的好處，遠比偶爾心血來潮的運動來得多。

運動挑戰人體內在的平衡

生物體內恆定性的維持，是整個生物體機能得以發揮的基本條件，這可當作是由很多個生物控制系統（Biological Control System）共同協力完成。無論是哪一個系統失調，都會干擾體內平衡系統的穩定。例如糖尿病，就是由於人體在攝食高碳水化合物後，體內無法釋放適量的胰島素，葡萄糖就不能順利地被運送到身體細胞，而造成血糖值過高。

當我們的身體開始運動時，我們體內的平衡就開始受到挑戰。激烈的運動會使得肌肉內對氧的需求量與二氧化碳的釋出量都大幅增加，為了應付這種變化，身體必須大量增加呼吸的次數與深度，以提高肺的換氣量。這時我們會心跳加速、加強，血液循環增加，進而讓肌肉血管擴張，增加運送至肌肉內的氧供應量，並將產生的廢物（二氧化碳）迅速運走。

此外，我們的體溫還會隨之升高，此時調節體溫的系統便得快速作用。激烈的運動還會使骨骼肌產生大量乳酸，使得細胞內外的酸度增加，干擾人體內的酸鹼平衡。同時，還有血壓的調整、糖與醣的分配與轉換、內分泌系統的配合，以及既有神經、骨骼肌肉關節系統的適應等等。要知道為了因應三十分鐘的有氧運動，我們的呼吸速率將提高到休息時的三倍，吸入肺中的空氣量約是二十倍，心跳速率則是二到三倍，而心臟輸出量則是四到六倍，肌肉的耗氧量則達到休息時的十倍，我們的身體是如此忙碌地應付變局！

嚴格來說，想要在高強度的運動與長時間運動下，維持身體內在平衡是不可能的任務，於是人體便會產生疲勞現象，最後會停止繼續運動，再經由適當的時間後，人體的內部平衡才能夠重新建立。藉由這樣的運動挑戰，我們人體的內在平衡將反覆地受到訓練與修正，使我們除了能夠應付日常生活所需外，還具有一定的「備用能力」來處理緊急狀況，並增加整個平衡系統的穩定度。具有這樣的能力，我們也就更能將身體保持在健康狀態。

從前述運動生理學的角度來看，我們可以了解運動在健康的維繫上，是不可或缺的重要關鍵。

運動到底有哪些好處呢？

很多人之所以從事運動，多半是因為運動具有可以改善個人外觀、讓全身獲得舒適感、感受到運動的趣味，甚至還附帶有社交及建立良好人際關係的功能。當然，健康也是另一個很重要的原因。但運動的好處有百百種，為了讓大家重視運動的重要，我大致歸納了下列幾個重點：

- 維持良好體態與身體外觀，改善氣色。
- 維持適當體重，增加脂肪的再利用率。
- 改善並強化心肺系統功能
- 強化肌肉張力與肌耐力
- 改善關節靈活度與耐受力
- 改善柔軟度
- 提升體能與運動表現
- 促進新陳代謝，增加休息時代謝率。
- 促進血液循環

- 維持人體恆定系統，包括荷爾蒙的正常運作。
- 增進免疫能力
- 降低慢性疾病的危險因子（例如心血管疾病、代謝性疾病、癌症）
- 預防或延緩高血壓的發生，協助降低血壓。
- 預防與協助控制糖尿病
- 增加代謝及大腸排泄廢物，減少致癌物質在大腸內的停留時間。
- 協助降低膽固醇、血脂肪。
- 減少血管硬化，降低冠狀動脈心臟病與中風的機率。
- 幫助年輕人獲得顛峰骨量（peak bone mass），儲存骨本與維持骨量；對年長者亦可減少骨質疏鬆的罹患。
- 減少緊張與降低生活壓力
- 改善睡眠品質
- 預防慢性下背痛與多發性筋骨疼痛
- 調整體內與焦慮憂鬱有關的生物胺之分泌（血清素、多巴胺和正腎上腺素），降低焦慮與憂鬱。
- 提高生活動力與生產力

- 改善兩性生活、生理痛、停經後症候群。
- 強化自我形象與自尊
- 激勵正向的生活型態，如協助戒煙、控制酒精與藥物的濫用。
- 幫助維持獨立行動與自我照顧能力，尤其是老年人與傷殘之人。
- 降低老化速率、延長壽命。
- 提升社交能力
- 提高整體生活品質，活得更舒適、更健康、更快樂。

雖然在這兒苦口婆心地鼓吹運動的好處，但相信很多人還是有不少藉口，為自己的不運動找理由，或者認為自己已經有在運動了，但結果還不是毛病一堆。所以接下來的章節中，我將和大家聊聊，為什麼你還不肯去運動？相信你在看完下一章後，會願意開始自我挑戰全新的極簡運動！

2

為什麼你遲遲不運動？

「你知道怎麼做運動才正確嗎？」當我這樣問的時候，許多人可能會理所當然地回說：「運動，誰不會啊？」

沒錯，剛出生的小娃自然就會手舞足蹈、張口吐舌地動起來；再大一些，每個孩童成天就是活蹦亂跳著；而學生上體育課時當然也會運動，爬樓梯、散步、打球、游泳都是運動。不論你愛太極、氣功還是有氧、瑜伽，當然也都是運動，但重點是：你做得正確嗎？你有持之以恆地在做嗎？

一、不運動的三大藉口

很多人不運動，往往有很多理由，有的認為自己每天都有動，已經算運動了；不然就說運動其實也沒想像那麼好，不然為什麼身體還是有毛病；再不然就是沒時間。接下來，我們就來想想這些不運動的理由，幫自己找個好方法。

藉口1：我每天都有動！

阿婆佝僂著背，蹣跚地走進診間。她抱怨腰痛無力、下肢有麻木感，脊椎有顯著側彎與變形，兩邊膝蓋也內翻變形，同時有些攣縮而伸不直。

「阿婆，妳七十歲了，平常做些什麼事？」我嘗試著了解她的生活型態。

「我每天種菜做運動，種菜運動好，可是腰腿很痛！」

「阿婆，種菜不是運動，是勞動。」我認為她的疼痛與工作方式有關。

「種菜怎麼不是運動？我從年輕種到現在，每天一定要到菜園運動，身體才會健康。」老人家堅持她自己的看法，即使她早已自覺到，種菜後疼痛症狀會加劇。

「你可以換一個運動的方法……」我試著提出不同的建議。

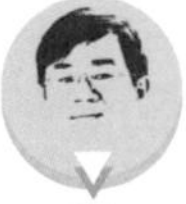

游醫師觀點：勞動不等於運動

什麼是運動？我們每天都在活動，都算運動嗎？到底什麼叫運動，每個人的說法都不同。近三十年來，基於許多對身體活動與運動的科學研究，可以讓我們明確區分身體活動與運動在定義上的不同。所謂的身體活動（physical activi-

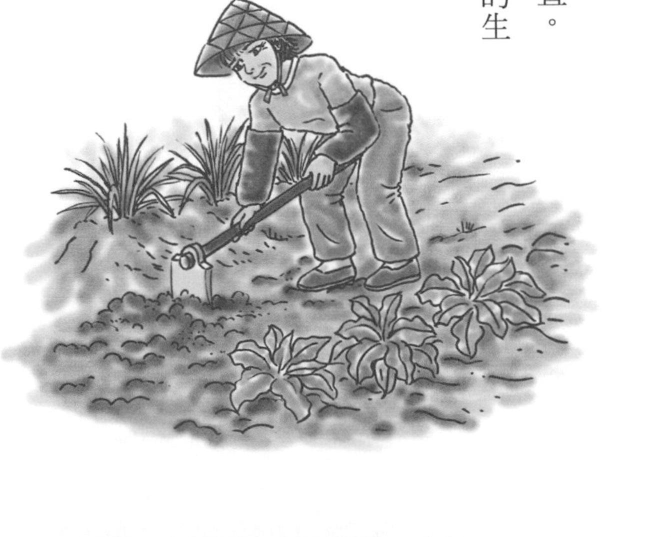

勞動雖然有優點，卻也可能對健康不利。

ty）泛指所有透過骨骼肌的收縮而產生的動作，它需要消耗能量。適當的身體活動有益於身體健康，常見的例子如：做家事、走路、爬樓梯來代替電梯、打掃庭院等等。當我們討論身體缺乏活動（physical inactivity）時，所指的是身體活動量不足，無法達到維持身體健康的最低標準。

運動（Exercise）是身體活動的一種，指的是為了維持或改善一項或多項體能要素，有計畫地從事有組織和反覆性的身體動作。例如慢跑、快走、游泳、騎腳踏車、球類活動、有氧運動、太極拳、肌力訓練等等。

勞動當然也算是身體活動的一種，但並非為了健康因素，而是為了完成勞務目的。因此雖然勞動也有身體活動的可能優點，但往往也合併著對健康不利的行為方式。

以前面種菜的阿婆為例，她的確達到一定的身體活動，所以我們可以發現不少種菜的老人家活得相當有自信，尤其是看著親手所栽的菜苗一天天成長，心中的滿足，才是使生活充滿喜悅的甘霖。然而反覆彎腰、久蹲，甚至挑水施肥的壓力，也著著實實加速了老人家退化性脊椎炎、駝背側彎、退化性關節炎，甚至坐骨神經痛的症狀。因此，勞動不等於運動！在這種情況下，我們必須幫助患者了解自己生活或工作型態對健康的影響。

不同工作型態衍生不同傷害

不同的工作型態，往往會造成不同的傷害。年輕媽媽容易罹患大拇指外張肌腱炎（俗稱媽媽手），以及手肘部位之肱骨外上髁炎（俗稱網球肘）。這特別容易發生在第一胎的媽媽身上，也容易發生在初次抱孫子的爺爺奶奶身上。（等到第二胎或第二個孫子時，大家已經練就了足夠的腕力、臂力，相似的症狀也就較少發生了。）而從事建築工作者容易產生肩部及腰背部疾病；從事生產線上品檢工作者因頸部負擔重，容易肩頸痠痛；久站而穿著較硬安全鞋者，容易罹患足底筋膜炎；包餃子者容易得手指肌腱炎；櫃台久站者往往小腿肌肉緊繃合併跟腱炎；長時間使用電腦者肩頸問題特別多。

我常和病患談到：「所謂的職業病，就是不做，沒有收入；做了，身體又不適。這種情況下不能只是建議你休息，而是要教你如何針對特定的勞動模式，來強化身體機能。當你越來越強健、越有力、越懂得如何在工作後自我調適、自我放鬆時，才能對既有工作舉重若輕、勝任愉快。」

藉口2：我沒時間運動啊！

「先生，你應該要運動了！你的腰圍已經超標了，表示你可能出現慢性病危機囉！」

「唉！我也知道應該要運動，但是我每天上下班、加班、應酬，有時間睡覺都要偷笑了，根本沒時間運動啊！」

「那你最近最喜歡的電影是哪一部呢？」我轉個話題，問他最近的休閒活動。

「醫師啊！勞伯狄尼諾的新片真的很不錯唷！我和同事去看了兩次呢！」提起電影來，比運動更有話聊呢！

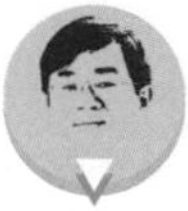

游醫師觀點：運動要即時，等到有空往往已經來不及了

看電影不是不重要，畢竟看電影也是很好的紓壓方式，只不過我要強調的是，說沒時間運動的人，其實大多數只是懶得做運動，或是不想做運動而已。

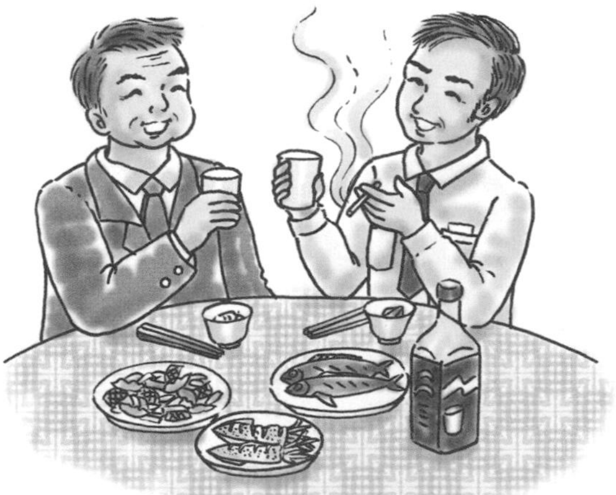

沒時間運動，
可能只是一種藉口。

雖然運動對身體健康的好處，經政府、學校、社區與媒體的宣導後，多數人都有了正確的概念，只不過要落實成為良好的生活型態，似乎還有很大的努力空間。美國的一項統計指出，約有百分之九十七的美國人都認同運動的重要性，但卻有百分之七十以上的人半途而廢。人們總是有許多理由，將運動放在最後的優先順序，而最大的一個理由，多半就是沒時間。

現代人的生活，誰不忙碌啊？每天一早起來要做的事那麼多，等到有空時也累垮了，能偶爾想到，做做「週末運動員」算是很不錯了。因此，許多人將規律運動列為退休後的活動，可惜到了真正退休的時候，能規律運動的人還是少數，原因在於「還有更重要的事要做」！要知道，健康保健最可貴的一點，在於「即時開始」，或許傳說中呂洞賓所寫的一段話，會讓你更深思：

願君保健謂無錢，有也無；
病到臨頭用萬千，無也有！
若要留君談養生，空也忙；
無常一到命歸天，忙也去！

所以，運動不是靠時間，而是靠有心，只要你真心地想要運動，也真心地體認到運動的好處和可貴，我相信你一定有辦法克服找不到時間的難題。

善用「八十、二十」法則

十九世紀義大利經濟學兼社會學家柏雷特（Vilfredo Pareto），提出了善用時間與創造價值的「八十、二十法則」，百餘年之後，仍是經得起考驗的管理原則。這個原則的基本概念是，如果你將所有事務按照重要次序排列，會發現百分之八十的價值，是由前面百分之二十的事務產生的；剩餘百分之二十的價值，則是來自另外百分之八十的事務。所以，如果我們要創造更多的價值，首先就必須分辨哪些是最重要的百分之二十，然後把更多時間投注在這個範疇上。當我們時間不足時，也要優先完成這百分之二十的工作，這樣至少可以達到百分之八十的效果。

將這樣的觀念運用在運動管理上，就是優先完成運動中最重要的部分，並且持之以恆；至於其餘的運動時間，則可以輕鬆地根據個人喜好或家人朋友的興趣，甚至是社交需要來安排。

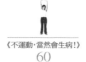

藉口3：運動也不一定能保證健康啊！

「小姐，上次建議你要適當運動，不曉得有沒有去做？」

「我有啊！但是我還是一樣筋骨痠痛耶！」

「你有照著我們建議的方式做嗎？」

「有啊！而且我還更努力地做喔！但是好像都沒有改善耶！我想，我的問題應該不是運動就會好吧！」

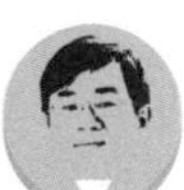

游醫師觀點：運動要做對才有用！

有些人和前面兩種人不同，他們會期望運動帶來即刻的好處，因此當他們發現運動的好處不如預期時，就再也不肯運動了。因此門診時，常常會遇到病患提出疑問：「為什麼我運動了，身體還是不健康？」為什麼運動沒有為身體帶來好處呢？在回答這個問題前，我們要先想想，你的運動是不是做正確了？

以下是「正確運動的六項要點」，讓我們逐一思考：

●我所做的是以健康或改善體能狀況為目的的「運動」，還是增加身體負荷的「勞動」呢？

●我的日常生活，包括工作與休閒，是否有妨礙身體健康狀況的不良習慣呢？

●我是否了解所從事的運動有什麼好處？有什麼缺點？而依自己的需求，採用適當的運動？

●我的運動是否適時適量？是否帶來了運動傷害？是否對身體產生了使用過度的慢性傷害？

●我是否依自己的體質、體能特性、疾病狀況，以及需要訓練的部位，進行正確而安全的運動？

●我是否採用規律、循序漸進，而且持之以恆的運動方式？還是只是一天打漁、十天曬網，偶爾為之的即興式運動？

當以上的問題都獲得合理解決後，我們還要深入探討和身體健康息息相關的兩大關鍵，那就是飲食和睡眠。（有關飲食與睡眠對於健康的重要性，請見本書附錄二）畢竟，運動不是萬靈丹，想要維持身體健康，就需要全面落實健康生活方式。就像是世界衛生組織的定義：健康是一種身體的、心理的、社會的健全狀態，而非只是消極地沒病沒痛。

所以想要藉由運動獲得健康前，自己的態度一定要很明確，並明白影響我們健康的因素，還包括自身體質、遺傳、生活環境、壓力及職業上的負擔，還有疾病本身

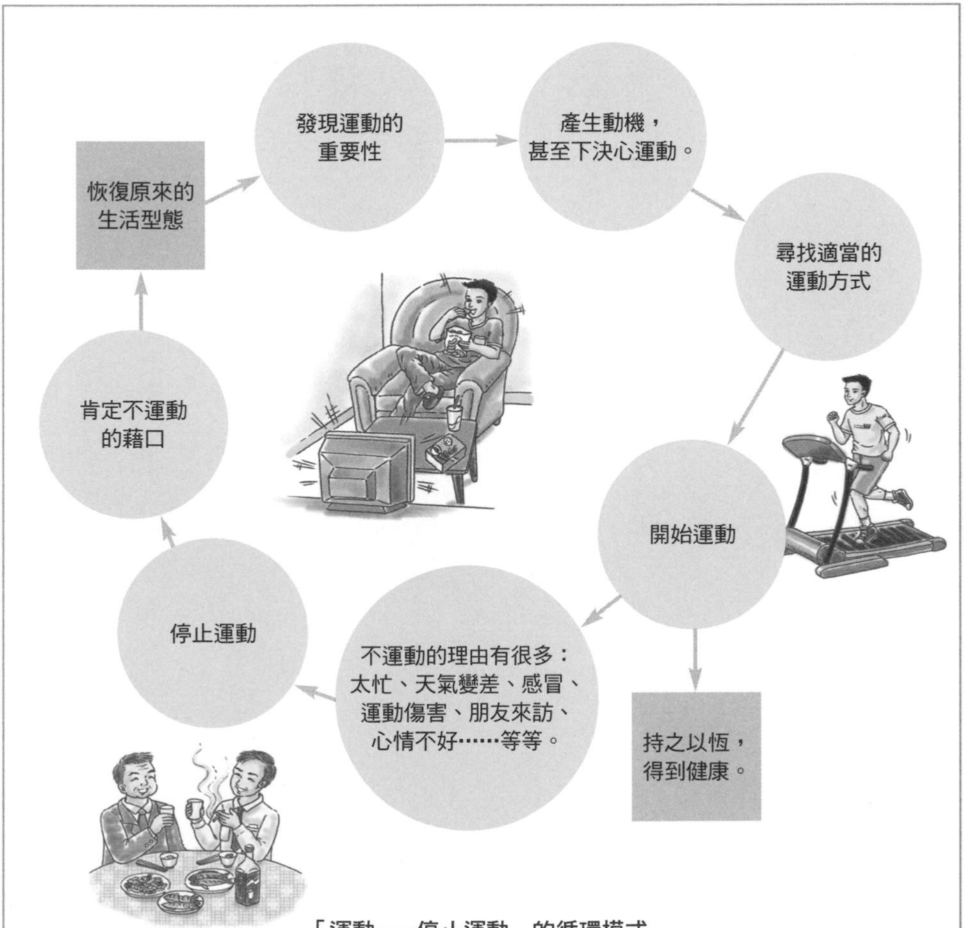
發現運動的重要性
產生動機，甚至下決心運動。
尋找適當的運動方式
開始運動
持之以恆，得到健康。
不運動的理由有很多：太忙、天氣變差、感冒、運動傷害、朋友來訪、心情不好……等等。
停止運動
肯定不運動的藉口
恢復原來的生活型態

「運動——停止運動」的循環模式

的問題。如果真的是身體有了疾病問題，一定要先回歸醫療層面，依照醫療系統所提供的適切治療與控制建議，如此才能將自己的健康提升到一個更佳的境界。

二、選擇最適合你的運動

雖然運動的好處已不需再多說了，但是運動的方式有那麼多種，並不是每一種運動都對你有好處，而且每一種運動都有其優點和缺點。因此在運動前，一定要依自己的狀態，選擇最適合自己的運動方式。

有的病人曾經問我：「醫生，我每天都會快走，怎麼脖子還是會痛？」當然，這問題得仔細評估才能回答，但我也常常開玩笑地說：「你是用脖子走路的嗎？」可見大多數的人對於一般運動的期盼，與事實仍有不少落差。接下來，我們先來談談一般運動的優缺點。

每種運動都有優缺點

「醫生，我每天早上都會去爬山，怎麼膝蓋還是會痛？我聽人家說多爬山可以增加腿力啊！」

沒錯，爬山的確可以增加肌肉力量、強化心肺功能與耐力；可以流汗、促進循環與新陳代謝；加上空氣清新、風景優美、心情愉快，還可以結交朋友、聯絡感情，可說是好處多多。但是很多人卻忽略了，爬山唯一的大缺點，就是可能增加膝關節的負擔，並加速磨損。但這完全沒辦法補救嗎？倒也未必，如果可以穿適當的登山鞋、使用登山杖、選擇適合自己體能狀況的路徑，以及從事其他增加下肢力量的運動做為輔助，就能降低爬山的缺點，而發揮其優點。

另外，像是慢跑，也容易因為不了解其優缺點，而導致在嘗到運動的好處前，就先嘗到苦頭。像是有人因為長期慢跑，導致膝關節發生疼痛現象，原因可能來自軟骨磨損，即膝關節本身出現退化現象；也可能是來自關節周圍慢性肌腱或韌帶的發炎。如果患者的狀況良好，這時我們可能在治療及進行肌肉強化訓練後，讓他恢復原有的慢跑運動；但如果患者膝關節已出現顯著退化或者年事漸長，我們則會建議調整運動量或建議其他運動，例如減少慢跑的量或是改以快走來替代。

很多人可能會認為慢跑和快走沒什麼兩樣，事實上它們對身體的好處很相近，都可以增加心肺功能、增加肌肉的力量與耐受力、促進循環與新陳代謝、舒展筋骨、放鬆壓力，但是兩者對於身體的負擔則有明顯的差異。因為跑步時，我們會做到兩腳離地的跳躍運動，當從跳躍著地時，來自地面的作用力將由足、踝、膝、髖，以及骨盆、脊椎所承擔，對於下肢關節有退化現象的人，或脊椎有顯著退化及椎間盤突出的患者，可能是較沈重的負擔。但若用快走的話，則因為隨時都有一隻腳在地面，所以來自地面的衝擊力較小，對前述患者而言，傷害的機會便大量減少。

步行健身也非人人都適用

除了爬山、慢跑、快走外，走路也是一個經常被提及的運動，但是很多人都忽略了其實走路也有不同的層次。

我曾經問一個三十歲的年輕人都做些什麼運動，結果他的回答是：「散步。」

「怎麼散步呢？」我又追問。

「就是晚上在住家附近隨便走走。」

聽到這樣的回答，我的反應通常是：「這樣的散步，是你七十歲以後做的運動，而非三十歲的運動。」

其實，漫不經心的散步並不容易達到適當的運動效果，最多只有轉換心情及放鬆自己的功效罷了，特別是對年輕人而言。但對年長者來說，由於他們體能較弱，所以適當而輕鬆的散步，已具有相當程度的養生效果。

許多提倡「步行健身法」的專家都會特別強調，要發揮步行健身的效果，需要依照個人體質狀況來調整，一定要有適當的運動強度、適當地大步走、適當地加快速度、還有適當地擺動手部與肩膀，使用計步器來確認自己的運動量，並且逐漸地提升身體的負荷量，最好可以設定目標、持之以恆，才會達到健步強身的效果。

另外，像是游泳，對於下肢退化性關節炎的人來說，可以減少重力對關節的負擔，是種很適合的運動；但缺點是對於想鍛練關節負荷力的人來說，則可能不足。至於各種球類運動，也各有其優點與限制，以及可能發生的運動傷害。

因此，當我們選擇不同的運動型態時，除了要思考這些運動的優缺點外，也

常見運動對人體的主要好處

分類	項目（舉例）	主要體能要求
技能協調性及動作形式	體操、花式溜冰、跳水	平衡感、協調性、 肌力和速度的綜合能力
增加週期性運動的速度	跑步、游泳、划船、滑雪	速度、耐力
提高運動速度與肌力	鉛球、標槍、舉重、跳高	肌力、速度、爆發力
與對手對抗的能力	跆拳道、柔道、拳擊	敏捷性、協調性、 反應時間和 速度、耐力、肌力
完善操縱某種工具	賽車、馬術、帆船	協調性、反應時間
完善中樞神經系統功能	射箭、射擊	協調性、耐力
綜合性運動能力	十項全能、三項全能	多項技能體能之綜合要求

※依Gandelsman及Smirnov提出的方式分類

常見運動的強度

形式	心肺功能	肌肉力量和耐力
籃球	4	2
網球	3	3
排球	3	3
自行車（快速）	5	3
有氧舞蹈（中等強度以上）	4	4
高爾夫（走動並帶球具）	3	2
跳繩（中等強度以上）	4	3
直排輪	4	3
游泳（快速）	5	4
跑步（快步）	5	2
快走	3	2
重量訓練	2	5

※效果強度最弱為1，最強為5。

要依照自己的興趣喜好，來進行個人專屬的「運動套餐」。既然每種運動各有特色，我們便不應拘泥於某某運動最好的觀念，而是應該做一個組合，使身體不同的部位、不同的功能都能獲得一定程度的鍛練，就像人體五大營養素都必須充分攝取，才容易達到整體健康的目的。

不同的人有不同的運動需求

由於每個人有不同的生理條件、體能狀況、興趣與需求，因此「不同的人，就需要不同的運動」。所謂不同的人，大致上有三種分法：第一種情況就是男女老少；第二種是不同身體狀況或罹患不同疾病的人；第三種則是不同部位疼痛或受傷的人。老人家與小孩子的運動需求不同；體質差異甚大，運動時要注意的重點也就不同。至於高血壓、心臟病、糖尿病、關節炎、氣喘等患者，各有不同的危險因素，因此也要特別小心。另外不同身體部位不適的人，當然也就有不同的加強重點，例如肩頸部問題，就應針對肩頸部進行訓練；膝關節有異常，也就得著重此處的訓練。關於各部位的強化運動，我們放在本書的第五章以後來討論，此處則針對各種不同體質與疾病患者，分別提示運動時所要注

意的重點。

對象：兒童、青少年　關鍵：注意心肺能力及安全性

根據許多國家的資料顯示，已開發國家青少年的體能狀況，隨著生活習慣的改變，變得越來越差，尤其是在美國，這個問題似乎特別嚴重並且受到廣泛的注意。兒童與青少年經過規律的體能訓練，在有氧耐力、心肺功能、肌肉增長方面，均可獲得良好的反應，這點與成人比較，並沒有顯著的差別。但由於兒童在發育上未臻完全，仍有幾點需要特別注意：

（一）兒童的心臟、肺臟以及血量較小，因此心臟輸出量也較小，使得運輸到肌肉組織的氧氣量也較少，身體所能消耗的最大氧量也較低，因此訓練的強度要適當。

（二）與成人相比，兒童的代謝速率較高，而排汗功能較差，因此在較劇烈的活動中，往往會產生更多的熱量。如果在悶熱環境中，需注意水分補充與適當的休息。

（三）以每單位體重來計算，兒童的身體表面積比成人更大。越小的孩子，

便越容易在低溫的環境中喪失體內熱量，甚至造成體溫下降。特別是兒童在游泳或水中遊戲時，需留心水溫過低，並適時讓他們上岸休息。

（四）適當的重量訓練對孩童有益，但一定要避免受傷；至於較大強度的訓練，最好等發育完全後再進行。

（五）某些孩子可能有潛在疾病，特別是先天心臟的缺陷，可能會在從事較激烈運動時發生危險。因此，當孩童在運動時出現胸痛、突然暈厥、心跳不穩定或過速、突然喘不過氣或臉色改變，都應立刻停止運動，並尋求專業醫師做進一步檢查。

（六）較小孩童的運動應著重趣味與生活化，提供較多非競賽性的活動，使其能愉快地參與。

（七）孩童與青少年時期如果能避免肥胖，則將來成年後肥胖的機會較少。青少年是鍛練肌肉力量的最好時機。人體骨骼中礦物質的吸收，在青少年時期與剛進入成年期最重要，因此要多攝取含豐富鈣質的食物。

對象：女性　關鍵：生理期間可適量運動，適當運動有益更年期調適雖然近二十年來，全世界最好的男、女運動員間的成績差異已經慢慢降低，但仍維持一定程度的差距，這主要和身體結構有關。因為女性有較多的脂肪、較小的心臟與肺臟，以及較少的骨骼肌，使得女性平均上肢的力量是男性的一半，下肢約四分之一，所以男女在運動成績上會有所差異。

通常，女性運動員在接受高強度訓練時，可能會因為巨大壓力導致生理期延後或者不規律，但大多數經過運動量的調整與放鬆壓力後，便會恢復正常。但如果過於嚴重，則會出現月經週期停止，也就是閉經。如果閉經已經好一段時間的話，可能會導致體內雌激素下降，甚至產生骨質疏鬆的現象，部分還會合併食慾不振，因此需找醫師治療。

至於女性生理期間還是可以做運動，但要以舒服適量為原則。另外對更年期婦女來說，運動可以改善更年期所帶來的心情低落、提高睡眠品質、減少骨質疏鬆及肌肉萎縮，並防止體重增加，是廣泛被建議的。

對象：老年　關鍵：運動量需要緩和漸進

規律的運動可以降低老年人的健康問題，但隨著年紀增加，衰老帶來的變化仍將逐漸出現，包括：心肺功能的下降、肌肉與力量的減少、脂肪比例的增加、骨質的疏鬆、關節柔軟度變差、平衡力退化，加上視力與聽力的減弱，都會隨之而來。然而許多研究顯示，經過適當的訓練，在心肺功能、肌肉力量、平衡力等方面，即使到年紀頗大才開始，都一樣可以獲得良好的效果。

但由於年紀增長，因此運動量必須以緩和漸進的方式來調整，並且避免衝擊式的運動，防止運動傷害，特別是因跌倒而造成骨折。運動的環境亦相對重要，避免在地面不平或視線不良時操作。伸展緩和的運動在高齡時更被強調，以東方呼吸訓練的方式，可以較安全有效地增加心肺功能。

對象：關節炎患者　關鍵：以不增加關節負擔為原則

關節炎意味著一種引起關節發炎的疾病，早期主要症狀包括疼痛、腫脹、無法支持力量而造成行動上的不便；隨著病情演變，最後可能導致關節變形、攣縮，活動範圍減少，甚至僵硬。關節炎本身雖不致命，但卻不易治癒。據統計，關節炎是美國人最普遍的慢性疾病之一，長時間嚴重影響行走、穿衣、爬樓梯、上下車、上下床等日常生活。

退化性關節炎又叫骨關節炎，是最常見的關節炎。據統計，六十五歲以上的老人，女性約有百分之二十五，男性約有百分之十五罹患此疾。

由於正常關節的末端，由一層平滑的關節軟骨所包覆，能夠保護底下的硬骨，承受活動時產生的壓力及減少磨擦力。而退化性關節炎患者的關節，軟骨往往受到破壞而無法完全修復，造成磨損甚至暴露出底下的硬骨而逐漸產生變

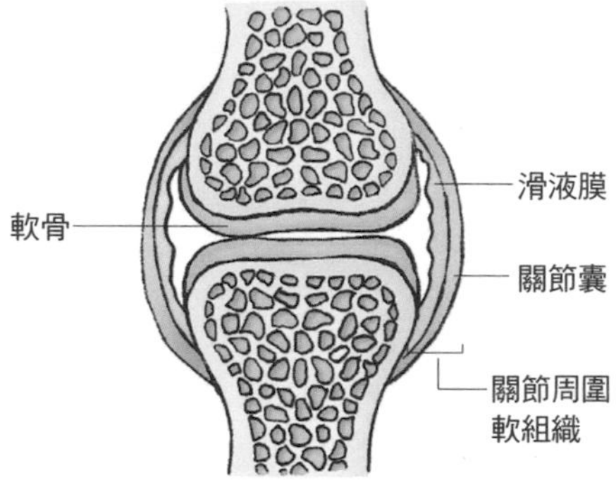

正常關節

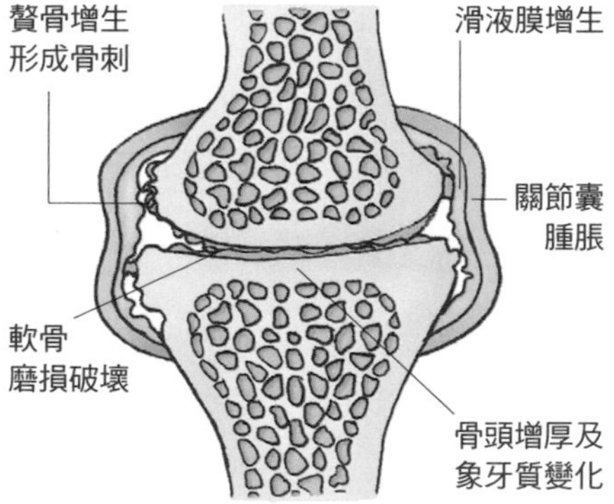

退化性關節炎

形，又因為關節邊緣的贅骨增生而形成骨刺；最後因疼痛及活動受限，關節周圍的軟組織也受到波及，肌肉也跟著退化萎縮。

許多研究顯示，退化性關節炎患者的關節活動範圍與柔軟度顯著受限，肌肉力量較小，平衡力與心肺功能也比較差；而且此種患者也較常罹患心臟病、糖尿病、骨質疏鬆症等慢性病。關節炎患者的關節喪失功能，有相當大的部分是缺乏運動所引起；然而又因為關節的疼痛與功能喪失，使得關節炎患者無法像一般人進行運動或者不願意運動。如此一來，便產生關節炎越來越惡化及功能越來越下降的惡性循環。因此，針對關節炎患者的運動，主要的目標在於以盡量不增加關節負擔為原則，來促進關節功能的恢復。

關節炎患者運動三原則：

（一）促進關節活動範圍和伸展運動：關節活動範圍限制常源自於活動時的疼痛、關節周圍的肌肉與軟組織黏連萎縮。因此，在減少受力情況下進行關節及肌肉的伸展極為重要。

（二）增加肌肉力量：肌肉收縮一般可分為等張收縮（肌肉在近似張力下收縮而引起關節運動）與等長收縮（肌肉收縮，但沒有引起關節活動）。等長收

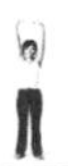

縮可以協助關節炎患者增加力量（如抬腳伸腿的動作），而不致於造成關節受力的副作用。等張運動（isotonic exercise，如步行、騎腳踏車）應該在接受過一定程度的等長運動（isometric exercise）訓練後，在肌肉力量有所恢復下，才可以適量進行。

（三）增進心肺功能：如有氧運動。由於害怕關節的負荷，有氧運動過去常被忽略或避免。但只要在非急性發作期，適當的有氧運動，對關節炎患者的整體健康有很大的助益。水中的活動因為有水的浮力與阻力，對關節炎患者相對安全有效，如游泳、水中有氧、水中步行等運動。

基於前述三個原則，關節炎患者應該積極而有計畫地進行運動訓練，並避免從事可能加重關節炎的運動。例如慢跑原本是個不錯的運動，但也有患者因從事過量的運動，如過長的運動時間或過於激烈（如快速地在山地跑步或跑樓梯），反而造成疾病惡化。此外，避免肥胖，休息時保持關節放鬆的姿勢也很重要。

對象：下背痛患者　關鍵：訓練核心肌群

下背痛是現代人常見的疾病，據統計，有百分之七十到八十的美國人，一生中經歷過一週以上的下背痛症狀。它是除了頭痛外，最普遍發生在我們身上的不適感，也是除了感冒以外，造成無法工作的主要原因。有人說，下背痛可能是人類從四腳動物變成兩腳動物，所付出的最大代價。

傷害與過度體力負荷是產生下背痛的主要原因，尤其是需要搬重物、彎腰、屈體、維持背部固定姿勢不動的工作。運動造成的下背痛常發生在柔道、划船（每年端午節前最多）、體操、籃球、長時間跑步；肥胖、不正確姿勢（如在沙發上睡覺，斜躺著看書、看電視）等，也容易有下背痛毛病。

之所以會產生下背疼痛，主要原因在於肌肉、骨骼力量不足或受損，也可能合併神經壓迫。因此正確訓練維持人體中軸穩定的「核心肌群」（其中最重要的是腹部、背部與髖部的肌肉），將可以有效改善下背痛及防止惡化。

時常有患者問我，可不可以做仰臥起坐呢?要知道仰臥起坐雖可增加腹肌的強度，但當人體坐著而前彎時，對於下背，尤其是腰椎的椎間盤而言，是很大的負擔。因此，我們常建議患者仰臥起坐只做一半，也就是平躺而頭胸部抬起，只做一般仰臥起坐動作的前半（就像做不起來的人一樣，只能做一半撐著），並維持此一姿勢（此即等長運動）到十秒鐘以上，然後放鬆。如此一來，既可促進腹背力量恢復，又可避免不必要的傷害。（請參照第六章腰腹下背運動二：仰臥起身運動）

對象：糖尿病患者 關鍵：運動與飲食要定時、定量

運動可以增加糖尿病患者對胰島素的敏感性，特別是對第二型糖尿病患者（NIDDM），不但能增進心肺功能、促進末稍循環、減少體重，同時能降低罹患心血管疾病的危險因子。雖然第一型或第二型糖尿病患者都需要適當的運動，但運動對他們來說也有潛在的風險。對已接受治療的患者來說，首先要留心低血糖的發生，因為運動有可能減少人體對糖尿病藥物的需要量（也可能因食量的不足或補充過慢所致）。血糖濃度原本控制不良或有酮尿症的患者，則要留心突然運動造成的血糖快速上升或酮尿症的惡化。

因此建議糖尿病患者，早上運動比晚上運動來得適合，這樣可以避免睡眠中發生的低血糖。運動的量與飲食的量要固定，最好連時間都固定下來。如果是從事較長時間的運動，最好每隔三十分鐘補充含約六十到一百二十卡熱量的運

動飲料，一方面防止血糖過低，一方面避免脫水。

由於久病的糖尿病患者往往都有末稍神經炎及四肢末端循環不良的問題，因此感覺系統較差，也比較容易受傷；倘若出現傷口，也較不容易復原。因此，在從事運動時要特別留意予以適當的保護，建議最好穿著適當棉襪及鞋子。

對大多數糖尿病患者而言，如果每天能維持三十分鐘左右的中等強度運動，對血糖的控制與合併症的預防，具有良好的效果。遺憾的是，在統計上，糖尿病患者維持規律運動的比例，甚至比一般人來得低，可見改善的空間還很大。

對象：冠心病及高血壓患者　關鍵：運動要緩和漸進，避免過度激烈

冠狀動脈心臟病的五大危險因素，包括：高膽固醇、缺乏運動、肥胖、高血壓與吸菸。多數研究都認為，適當運動有助於減少冠心病的發生；即使發生，也能予以改善。然而，運動時心臟病發作的危險確實是存在的，其中大多數是因為偶然、非規律性的運動及突然過於激烈的運動。因此，冠心病患者在從事運動前最好可以先與醫師討論，如果能在專業人員指導下的運動課程中，循序漸進地調整運動量，並且持之以恆，則能降低突發性心臟病的機率，並且獲得

運動的好處。

高血壓患者進行運動鍛練之前，宜將血壓控制穩定；運動量以緩和漸進為原則；運動前後應量測血壓並做成記錄，以供診治醫師做為參考。研究顯示，規律運動後可有效地使血管放鬆而降低血壓。

對象：氣喘患者　關鍵：少量多次運動為原則

運動的確是誘發氣喘的原因之一。據估計，約有百分之八十的兒童氣喘，以及百分之六十的成人氣喘會因運動而引發，也就是俗稱的運動性氣喘。運動性氣喘的發病原因至今並不完全清楚，但一般認為與呼吸道內壁受到冷空氣刺激有關。

過去醫界為避免運動性氣喘發作，多會建議患者避免運動以減少發作機會；但如今則會建議在周密的醫療計畫下，鼓勵大多數氣喘病患從事適當且規律的運動，以維持良好的心肺功能與體力，防止因不運動而增加罹患其他慢性病的機會。事實上，當病人的體力與耐力增加後，氣喘發作的機會也可能降低。

但為避免運動時氣喘發作的危險，除了需在平時穩定控制與治療氣喘外，運動前也應該給予藥物，同時避免接觸其他過敏原。另外，運動時則要注意運動強度的調整並備好緊急用藥。建議氣喘患者可以採少量多次的運動方法，避免長時間、激烈的連續運動；選擇室內運動或游泳比較好，同時要多留意天氣的變化。

三、化解運動傷害的威脅

運動的優點雖然一再被提倡，但運動傷害的風險，則不得不留心。因此我們還是必須強調運動不當可能造成的傷害，以及建議最適當的處置方式。當我們具備了相關知識後，一方面可以盡量遠離運動所帶來的傷害；另一方面，也能在必要時刻進行妥善處理，如此一來，運動的好處還是遠遠大於潛在的風險。

所有的運動傷害大致上可歸納為兩大類：急性傷害（acute injury）和過度使用傷害（overuse injury）。這兩者的差別，取決於傷害發生的機轉和症狀產生的快慢。所謂的急性傷害，發生得很突然，且有明顯可循的發生原因和時間點；相對地，過度使用傷害則往往是逐漸累積形成的，當事人可能剛開始的時候不知不覺，等到發現時，已經嚴重到影響日常生活了。

雖然大多數的傷害，很容易區分出急性或過度使用，但也有不少狀況是兩種混合。例如當急性傷害未恢復完全時，卻仍然持續進行運動，便可能累積成慢性的傷害；又或是使用過度的傷害未妥善處理時，便可能在活動時又增加急性傷害，使問題變得相當棘手。

由於人體組織具有一定程度抵抗外力的能耐，因此之所以會產生傷害，通常是因為外在壓力超過人體的負荷能力。例如急性韌帶扭傷，是外來扭轉的力量超過韌帶（連結並鞏固關節的帶狀、膜狀組織）所能承受的範圍，而造成部分乃至於全部斷裂。至於慢性的過度使用傷害，乃是因為組織受到反覆隱微的傷害，雖一時沒有引起急性的症狀，但因身體的再生能力始終無法達到完全修復的階段，進而累積的傷害超過人體組織所能負荷的極限，於是便形成了顯著性的傷害。知道了人體受傷的原理後，我們就不難了解運動傷害的預防及治療，首先便是要避免運動所產生的壓力超過身體組織的負荷，並努力促使組織快速修補以及避免修復期間的額外傷害。

一般說來，急性運動傷害包括：水泡、挫傷、關節韌帶及肌腱扭傷、肌肉拉傷、肌肉痙攣、骨折、關節脫臼、開放性傷口等等；而慢性的使用過度傷害，則涵蓋了肌腱炎、腱鞘炎、慢性肌炎、滑液囊炎、關節炎、疲勞性骨折，以及急性傷害恢復不良所留下的相關症狀。

若依照受傷組織不同，則可區分為韌帶傷害、肌腱傷害、肌肉傷害、軟骨傷害，以及硬骨傷害等五個範疇。

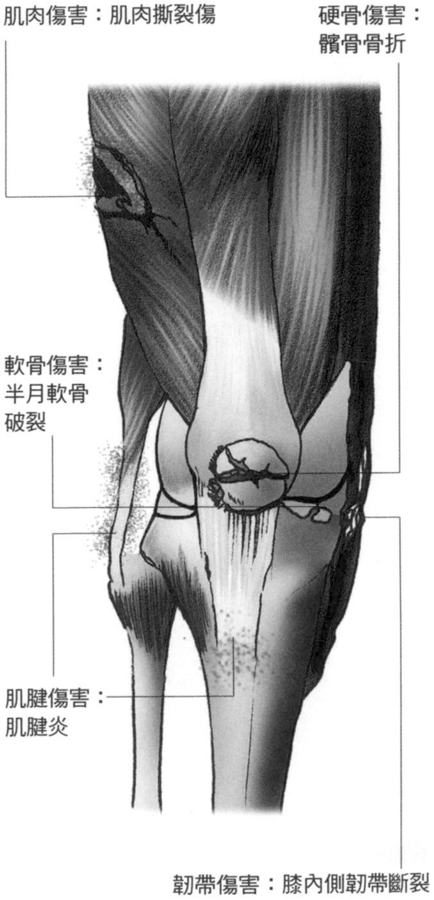

不同組織的運動傷害（以膝關節為例）

急性傷害的處置原則

急性傷害的處理，我們可以用一個英文字PRICE來表示：P代表保護（Protection），R代表休息（Rest），I是冰敷（Ice, cooling），C是壓迫（Compression），最後E是抬高（Elevation）。PRICE的原則，已普遍被醫療界與運動界所接受，而成為急性運動傷害處理的準則。

▼P保護（Protection）

保護受傷組織，避免二度傷害。可使用「副木」、「支架」或「彈性繃帶」來限制關節的活動，或防止斷裂組織移動。上肢可加用懸吊帶來減少重力作用，下肢則可使用枴杖來減少負重。「副木」可使用專門做好的木板或塑膠板，為患處進行固定。若遇到緊急情況，即使用反覆折疊成條狀的報紙，也能發揮某種程度的功能。

▼R休息（Rest）

休息也是為了防止進一步傷害以及減低流向傷處的血流。受傷時常合併血管破裂，會造成大量血液流向傷處，形成血塊和腫脹；如果繼續活動，出血量還會再增加，因此立刻停止活動是必要且關鍵性的決定。

▼I冰敷（Ice）

冰敷的主要功能包括：促使血管收縮，防止繼續出血及血塊形成；降低組織細胞的通透性，減少腫脹；降低神經傳導，減少疼痛及幫助肌肉放鬆；減緩代謝速率，降低炎性反應及止痛。

但要記得，冰敷時間要適當，過短不足以達到前述效果，過長則會造成組織缺血，影響修復。一般建議使用防水袋（急用時塑膠袋即可），其中加入一半水一半冰，或使用市售的冰枕。太冷時可用毛巾包裹來調整溫度，然後輕輕放置於疼痛腫脹處，來降低局部溫度。冰敷要在受傷後立即進行，每次約十五到二十分鐘，每隔一到兩小時施行一次。

一般冰敷時間約兩至三天，視受傷程度而定，嚴重時（如嚴重骨折）到傷後一週，都還要施行冰敷。急速冷凍噴劑因內含氮及冷媒，攜帶方便，可以立即噴於患處而達到效果，許多正式運動比賽場合會使用，但價錢較高。

▼C壓迫（Compression）

用於止血及減少腫脹，常使用彈性繃帶或彈性護套做較大範圍的壓迫。在休息狀態下，人體四肢的舒張壓大約在四十～八十毫米汞柱，使用彈性繃帶可以將壓力提高到八十五毫米，能夠有效地在短時間降低局部血流，但較大壓力的壓迫時間不宜過長。彈性繃帶的選擇要看患處大小，上肢以四吋為原則，下肢則以六吋為主；孩童則要選擇較小的繃帶，如四吋與三吋繃帶。

包紮的原則是由肢體末端逐步綁向肢體近端，不宜過鬆或過緊；包紮後以可以放入一根手指頭的鬆緊度為原則。

▼E抬高（Elevation）

這個方法適用於四肢的傷害，用以減少四肢的血流量並消除腫脹。肢體抬高時最好能抬到高於心臟的位置，可以得到較佳的效果。

除了上述PRICE五原則外，下頁為常見運動傷害的即時處理原則，相信可以提供讀者更多的幫助。另外，我們還要提醒，經過緊急處理後，最好再由專業醫師進行檢查，避免因一時忽略而造成更大的後遺症。

常見運動傷害的即時處理原則

傷害	特徵	處理原則
挫傷	因直接撞擊所致。局部疼痛、腫脹、變色。	PRICE，避免不當按壓而造成二度傷害。
關節扭傷	外力超過關節所能承受之活動範圍所致。疼痛、腫脹、變色、無力、喪失功能。	PRICE，可以用副木、彈性繃帶或彈性護套固定關節。避免關節受力，避免按壓。
肌肉痙攣	肌肉持續收縮（抽筋）、疼痛。	停止活動、溫和地伸展痙攣的肌肉10～30秒，可溫和按壓該部位肌肉使其放鬆。天熱則注意補充水分或鹽分，若太寒冷則注意保暖。
肌肉扭傷、裂傷	於受傷肌肉處出現腫脹、疼痛、變形；肌肉若有斷裂則可能出現凹陷。	PRICE。可以用彈性繃帶或副木局部保護，避免再度受傷。就醫以避免後遺症。
肌肉痠痛僵硬	常因過度活動所致，可能於運動後立即或稍後發生。肌肉痠痛、僵硬、無力。	溫和的伸展運動或低強度的活動。熱敷，溫度以舒適為原則，每次20～30分鐘，每日1～3次。
骨折、脫臼	疼痛、變形、腫脹、變色、喪失功能。	保護、冰敷，不宜移動患者，聯絡醫療單位。若暫無醫療，則嘗試固定後盡速送醫。
開放性傷口	外傷傷口	保護、送醫。必要自行處理時以生理食鹽水清洗、以優碘消毒、以無菌敷料覆蓋。出血量大時可壓迫止血。
水泡	皮膚下積水成泡	除非嚴重或感染，不要擠破水泡。若有破裂，則應適當消毒並以無菌敷料覆蓋。
肌腱炎	發炎部位疼痛、無力、腫脹，有時紅腫，活動時疼痛增加。	PRICE處理後，若已無局部紅腫現象，伸展並強化肌肉肌腱功能。

游醫師小叮嚀

預防運動傷害小撇步

- 適當選擇運動量：造成運動傷害最危險的因素，就是不適當的運動負荷量。當增加運動量、採用新的訓練方法或從事新的運動項目時，往往就是最容易產生傷害的時候，不可不慎。
- 「心血來潮」的運動，最易受傷：突然在某個機會或朋友邀約時，尤其是忽然想到要「好好運動來增進身體健康時」，於是就做了很久沒做或超過自身體能負荷的運動，傷害也就跟著發生。理想的運動要配合個人的體質與興趣，並且採用循序漸進、逐漸增加活動量的方法，更重要的是要有規律的時間，例如每週三次，並且持之以恆，才能安全地享受到運動的好處。
- 暖身和伸展運動很重要：暖身運動又稱作熱身運動或準備運動。其主要作用在於提高身體溫度、增加心跳速率、柔軟肌肉，和增加關節活動度，是執行運動或比賽時避免傷害的基本要求。常用的暖身運動包括一般性的活動，如原地跑步或低強度的慢跑或快走，等身體溫度提高後，則宜進行伸展運動，像是肌肉的靜態伸展（static stretching）。伸展時盡量有一定的順序，使身體每個部分的肌肉都能做到適當的活動。也可以進行柔軟運動（flexibility training），用以拉伸每個關節的活動範圍，如此可以有效減少運動時的傷害機率。

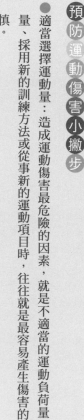

- 保護裝備及適當場地：某些運動需要適當的保護器材，如眼鏡、頭盔、護胸、護膝、護腕等，均可發揮一定程度的作用。場地的防護措施是否恰當、地面是否凹凸不平、草皮修整是否得宜，都是重要的外在因素。若是夜間活動，則燈光照明就格外重要，臨床上夜間運動因光線不良而產生傷害，可說是屢見不鮮。此外，適當的天氣也很重要，過熱過悶的環境容易造成中暑或熱衰竭，過寒的天氣則有凍傷之虞。
- 適當的體能狀況與必要的健康檢查：運動前宜有充足的睡眠，避免精神不集中產生傷害。運動中要適當地補充水分，避免攝取過多刺激性食物或飲料。體能不佳或舊傷未癒時不宜勉強從事，要在良好狀況下運動，才容易獲得運動的益處。
- 運動結束後宜有適當緩和動作：有關運動前的暖身伸展，很多人都已了解，然而運動之後的緩和運動，則常被忽略。運動後宜由快而慢地採取延續性的輕度活動，如慢跑之後的走步運動。一方面可以使精神與心理得到放鬆，一方面有助於排除運動時所堆積的乳酸及其他代謝廢物，並使肌肉關節得到鬆弛，幫助循環、減少疼痛。從傳統醫學的角度來看，激烈運動後不要突然停止，不要突然坐下或躺下，不要突然大口喝水，不要立刻吃東西，都是重要的養生之道。
- 倘若受傷應尋求適當的醫療：切忌不當按摩或諱疾忌醫，甚至延誤治療的黃金時間，造成無法彌補的損失。

四、運動沒有你想得那麼難

由於現代人的時間有限，因此運動當然也要掌握時間、把握重點。何謂運動的重點呢？一個最簡單的判斷方法是「多動平常不動的地方」。人體的每一部位都應得到一定程度的活動，現代人最大的問題是活動不完全、不充分。想想看，你的身體有哪些部位是每天都動得到的？又有哪些部位是完全不動的？我在門診遇過太多肩頸痠痛的病人，他們通常很少有機會去拉拉自己的手、伸伸自己的肩。等到我教了一些簡單的伸展運動，才發現自己的肩膀老早就僵硬了，這才察覺「怎麼這麼簡單的動作，我卻做不來？」

想想以下的簡單動作，你已經有多久沒做過了？

按摩頭皮、張閉雙眼、揉擦耳朵、大大張口、吐吐舌頭、伸伸懶腰、伸展肩膀、站起坐下、握拳伸掌、輕轉腰臀、伸直雙膝、腳尖蹺高、踮腳站立、動動腳趾、大口吸氣、大口吐氣、大笑三聲、大喊一聲

這些簡單的動作，連三歲孩童都能做到，但是今天你做了嗎？還是已經好久沒親近自己的身體了？我們常說小孩子「好動」，正因為他們每天都習慣活蹦

亂跳，好像隨時在為身體上發條一樣，所以他們總是處在精力充沛的狀態。我們必須向孩子們學習這一點，讓自己自然而然動起來，才有可能重拾活力、永保健康。

現代人最需要「極簡運動」

我在門診時接觸了太多需要運動的病患，但每個人都有很多理由無法持續，這促使我開始思考，如何能讓大家輕鬆地動起來？因此我們開始嘗試教病人做一些極簡單的動作，簡單到讓人不禁會問：「真的只要這樣做就好了嗎？」通常經過一個星期後，病患會發現只是做這些簡單動作，竟然也會引起肌肉痠痛。因為這些動作是我們平常不會去做、忘了去做，甚至已經好些年沒去做、或者壓根不覺得可以這樣做的動作。因為很少去做，所以有可能一做就感到痠痛。當這些動作經過一小段時間被「喚醒」後，健康問題當然就可能慢慢地迎刃而解了。

這一套動作十分簡單，而且老少皆宜，還可因應每個人的體能狀況及需求來做組合，更重要的是隨時隨處都可練。講得再進階些，以一般沒有特殊身體狀況的人來說，這樣的運動，可以產生某種程度的心肺功能訓練、維持關節肌肉的柔軟度與強度、強化神經功能與平衡力，以及調節內臟機能。我把這套運動稱為「極簡運動療法」。關於極簡運動療法的原理及實踐方法，在第四章後將會有詳細的介紹。

在本書的附錄一，我們提供了幾個簡單的測試方法，幫助大家了解自己的體能狀態，而後你便可針對個人的狀況及需求，從極簡運動中去組合自己的運動套餐，這樣才能事半功倍，用最短的時間達到最好的運動效果。

3

極簡運動療法

輕鬆動起來

「醫師，我也想運動啊！但是散步、慢跑太像老人了，我不喜歡；游泳、打球我又學不會。有沒有比較簡單、容易學、又有效的運動呢？」

「唉呀，我經常這兒痛、那兒痛的，幾乎可以說一動就痛了，真的有辦法運動嗎？」

「醫師，聽說你有一套運動療法，真的可以讓我不再吃藥嗎？」

我們相信，只要是生物就一定有自我防衛、自我修復的能力，人體也不例外。極簡運動療法正是要激發你內在的自癒力，讓你輕鬆找回活力與健康！

一、什麼是極簡運動療法

就像壁虎尾巴可再生、斷裂的骨頭可再長，我們的身體有超乎你所想的自我修護的能力，讓我們得以承受巨大反覆的壓力、撞擊、磨損，以及來自外界生物的侵襲挑戰，只要防護、修復、再生的能力夠強，我們便有機會常保健康。但是，當我們人體成長完全後，自我修復能力也就慢慢走下坡了，因此身體開始出現無法完全修補的損傷，而老化與衰弱也就隨之而來。

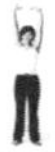

可惜的是，當我們還健康的時候，常常沒有正視它的重要性，總是要等到病魔纏身後，才急忙針對疾病來醫治；而且在醫療的過程中，也只在乎如何趕快消除症狀與不適，而忽略了這正是身體的警訊和抗議。事實上，想要脫離這樣的惡性循環，真正回復到健康狀態，唯一的辦法便是改變對待身體的方式。

我常告訴大家：「吃藥、做復健治療是一時的，而運動則是永久的。」運動是啟發身體應付各種挑戰與維持體內恆定的鑰匙，是生命之中被遺忘的青春不老泉。給予適當的「運動療法」，一方面得以祛病、一方面得以強身，人們才有機會重新啟動、喚醒潛藏的生命力。

所謂的「運動療法」，指的是由專家針對個人或某類特別需求的人，所提出的運動建議。這樣的建議，應該包括運動方式、運動進度、運動的強度、運動的時間與頻率等要素，同時必須具有效果（Effectiveness）、便利性（Accessibility）、安全度（Safety）、個人化或針對疾病的差異性（Individuality），並讓運動者感覺到這是一種愉悅的享受（Enjoyment）。如果能針對運動的成效進行檢討與評估（Regular evaluation）的話，那麼運動療法的功能將會發揮得更淋漓盡致。有趣的是，這幾個英文字首合起來就是「EASIER」，這正和極簡運動療法的核心要旨不謀而合：運動療法必須「簡單點」、「輕鬆點」，才能發揮效用。

善用運動療法就能找回健康

每天我在骨科門診都必須面對許多病患，有些人原本的活動能力就不好，甚至因為痼疾太深而喪失了部分身體機能；有些則因為年紀老邁而不堪負荷……但病人是醫師最好的老師，從他們的難處中，我們了解到運動方式必須不斷地簡化再簡化，才能讓絕大多數的人輕易上手。更因為有了這些患者的需求與回饋，讓我更能清楚掌握到哪些運動方法效果最快？哪些動作不容易學習？哪些是要持之以恆繼續鍛鍊的？哪些則是階段性完成任務就可以的？隨著經驗的累積與不斷努力嘗試，給予患者的「運動療法」幾乎涵蓋了骨科臨床上的主要問題，也能更明確地指出哪些運動適合哪一種病患。

如今，運動教學已成為我門診的重頭戲，希望藉此能讓病患減少藥物的需要量，並且快速地找回自己的健康；更重要的是，讓他們學習到一套可以長久練習、終身可用的自我保健方式。

二、極簡運動的五大健康法門

想要藉由運動來保持健康活力，在開始運動前，我們就需要了解：我做了什麼運動？它對身體產生哪方面的益處？我在體能上有什麼弱點要加強？我最需要哪方面的運動？以及這樣的運動有什麼風險？要如何避免？我們介紹給大家的這套極簡運動，具有簡單、省時、有效、副作用少的優點，同時以活力的五大要素——肌肉訓練、柔軟度培養、心肺功能加強、內臟活動促進、平衡力提升——為主軸。接下來，我們將逐項拆解促進健康的五大基本要素，仔細分析不同要素的分量、效果以及為人們帶來的好處，這樣，就更能了解「極簡運動療法」的奧妙所在。

有「肌力」才會有活力

一般人很容易注意體重，在一公斤兩公斤上「斤斤計較」，卻容易忽略強健的肌肉才是人們活力的根本。事實上，我們的體重可能沒什麼改變，但其中肌肉（瘦肉）的比例，卻隨著缺乏訓練及年齡增加而直直下降，取而代之的是鬆散的脂肪組織。

嬰兒從出生後，肌肉便會隨著成長發育而逐漸茁壯，約在二十歲左右達到顛峰，而後隨著年齡的增長，每年約衰退百分之一。平均來說，五十五歲以後肌肉衰退的速度更快，達到每年約百分之三。

肌肉除了使我們得以產生「力量」外，還能耗掉身體相當大的「熱量」。因為每增加一磅的瘦肌肉，每天就可以多燃燒三十到五十卡的熱量；如果身體能保留更多的肌肉，那麼每天所消耗的熱量就會更多，同時也表示脂肪將比較不容易累積，而身體就較不容易發胖。所以，中年發福的原因，除了活動量降低、新陳代謝變緩外，肌肉量的下降也是非常重要的原因。

現代人往往以「坐式生活」為主，因此肌肉退化的速度更快。不然，請捏捏自己的肚皮，看看脂肪厚度是不是又增加了一些？或者你會更驚訝地發現，它不再圓鼓鼓的，而是隨組織鬆弛往下垂呢！除了肚皮外，你可能還會出現隨著雙手抖動的「蝴蝶袖」（上臂下方鬆弛的皮膚脂肪組織）、代表富貴命的雙下巴，且臀部塌了、後腿鬆了、小腿垮了……這些身體的訊號一再提醒你，青春不再了。

事實上，肌肉是很容易鍛練的，只要一點點刺激，我們的肌纖維體積、微血管密度、肌肉酵素活性、代謝能量的儲存都能隨之增加，讓身體的負荷力在短時間內強化起來。許多人都有過經驗，偶爾去爬個山就會全身痠痛，但只要每週固定爬一次，兩、三個星期後，你就可以輕鬆應對了。根據研究顯示，即使是九十歲的老人，只要持續進行三週、每週三次的肌肉訓練，肌肉力量都可以提升兩倍以上，肌肉質量也隨著增加起來。如果經過三個月持續的肌力訓練，新陳代謝率也會隨之增加。

我們並不是要鼓勵大家努力將肌肉練成像健美先生小姐那樣，而是提醒大家，只要每天花一點點力氣，刺激我們的肌肉，讓它「記得動一動」、「知道還要動一動」、「不要忘了是可以動的」，肌肉也就不容易衰退。尤其是多做一些平時根本忘了去做的動作，像日常生活中，我們比較會動到身體正面的肌肉，但背後肌肉就很少被用到，因此背後肌肉的衰退就會比較明顯。

所以在極簡運動療法中，將會特別針對一些平時根本忘了去動的部位設計較多的動作，包括身體背後肌肉的訓練。相信長期做下來，不僅能提升你的肌力，還能維持較理想的體態與外型。

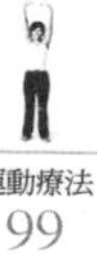

有「柔軟度」才能保持青春

柔軟度代表的是關節的活動範圍表現，也就是在任何可屈、彎、轉、扭的動作下，不會破壞姿勢及身體結構的範圍。柔軟度對於一般健康和獨立生活的能力非常重要；柔軟度一旦降低，會造成身體姿勢不良及疼痛，增加關節的壓力而加速身體老化。此外，肌肉過度緊繃不但會造成不適感，同時也降低肌肉的力量，許多人很容易扭傷閃到的基本原因就在這裡。在我的門診中，有超過百分之八十的下背疼痛與柔軟度及肌肉力量不足有關；超過一半的關節炎同時合併本身或臨近關節的活動範圍障礙。如果老人家的柔軟度不足，甚至對日常生活產生重大影響，如體前彎腰、轉身動作、高處取物、穿襪子等等，都將受到限制。

對一般人來說，柔軟度並不需要練到像體操選手那樣，只要「夠用」就可以了。為了要達到這樣的目的，每天也只需要一點點刺激就已經相當足夠。嚴格來說，只要不受傷，我們日常生活中活動的範圍，已經足以維持基本需要。只不過最大的問題在於現代人的生活模式已經大大改變，坐得太久、缺乏體力支出，使我們累積了許多壓力而無法從肌肉關節活動中得到宣洩，讓肌肉變得緊張僵硬又無力，因此肩頸疼痛、五十肩、腰痠背痛、髖關節僵硬、足底筋膜炎的患者越來越多。對於受過傷的人來說，恢復關節的柔軟度更是恢復身體正常機能的重要指標；柔軟度沒有恢復，功能也就不算恢復完全。

想要恢復柔軟度，那麼就得靠伸展運動，如果能夠透過身體不同部位間的伸展，不但能直接提高關節肌肉的柔軟度，還可以使身體的疲勞得到釋放。伸展時不應該有壓力，而是很放鬆、很平和、不含任何競爭意味的，只要依循著個人的體質與身體狀況，去體會肌肉、關節與意念合一，細膩地感受呼吸與運動間的聯繫就好。擁有良好的柔軟

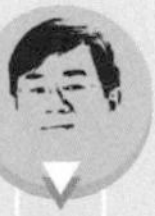

游醫師小叮嚀

伸展運動的原則

- 正常人伸展時不能有痛的感覺，只要感受到有一些緊就可以了。但是對某些疾病的患者來說，例如五十肩、骨折後復原不全或關節脫臼、肌肉韌帶斷裂者，早期伸展時某種程度的輕微疼痛，是可以容許的必要之惡。
- 伸展關節應緩慢而持續
- 伸展要在自己控制範圍內，避免因過度而受傷。
- 避免他人幫你做過度伸展而受傷
- 宜針對柔軟度差、平時沒有去動的肌肉群做伸展。
- 持之以恆，每次量不宜過多，而是反覆多做。
- 配合呼吸來做。一般來說，放鬆時吸氣，伸展時穩定緩慢地吐氣，將有助於伸展範圍的提升。

度，相信你就可以站得更挺、走得更穩、坐得更端莊、舉手投足會更自然，感受到隨心所欲的活力與自信。

強化「心肺功能」提升生命能量

生命現象基本上是一種能量交換的現象，我們藉由飲食與呼吸，將源自太陽的能量轉變為種種生命的活動，其中心跳與呼吸是最顯而易見的表現。人類的心臟約為自己的拳頭大小，一般未經特別訓練的人，每分鐘心跳大約是六十到八十下，所謂的「跳動七十二」即是最常見的平均值。以七十五歲的壽命來說，人的心臟需要毫無休息地跳動超過三十億次，而且中間絲毫不能有差錯。

一個人所能達到的最快速心跳數被稱為「最高心跳率」，估計的方法是用二二〇來減去年齡數，以四十歲的人為例，最高心跳率約為每分鐘一百八十次。最高心跳率乘上六十到八十%，就是我們從事心肺能力訓練的「目標心跳」。心肺功能越好的人，經過激烈運動後，心跳可以比較快恢復到接近休息時的狀態；功能不佳的人，則因為無法快速恢復，所以常會感覺到「心臟快要跳出來了」。

想要有效促進心肺耐力，最好的方式就是有氧運動了，凡是全身性、有節奏、長時間且強度適中的運動，都是理想的有氧運動，例如快走、慢跑、有氧舞蹈、騎腳踏車、使用健身房裡的心肺功能訓練儀等，都有一定的效果。一般建議有氧運動以每週三次、每次持續三十分鐘，且達到目標心跳為理想。

有趣的是，許多源自東方的呼吸訓練，雖然不會產生快速的心跳與急促的呼吸，卻可以有效提高心肺耐力，像是瑜伽、腹式呼吸、氣功吐納、太極拳，以及其他種種養生訓練的功法都有同樣的效果。解釋這些效果的理論很多，但真正的原因到現在仍然不甚明白，但一般相信這些呼吸訓練，有助於呼吸穩定度與深度的控制，還能提升肺泡擴張的完全度。

這裡的極簡運動療法，便結合了這些呼吸訓練的好處，以和緩的動作來達到強化心肺的目的，把原來由非意識性「自主神經系統」控制的呼吸頻率與呼吸模式，轉換成藉由意念來管控，使每一次的呼吸更慢、更完全、更深入，也提供了更足夠的時間讓氣體進行交換。

人體的運動，除了直覺想到的隨意肌（骨骼肌）收縮所產生的活動外，其實身體內還有一群不隨意肌，是由「自主神經系統」控制。雖然不受我們意識的控制，卻幾乎每天二十四小時不停地為我們工作，那就是驅使心臟跳動的心肌與內臟收縮蠕動的平滑肌。由於它們是默默運作，所以很容易被忽略，但是一旦運作出了狀況，我們人體就會開始出現各種症狀。

假如胃蠕動不當，上腹便容易脹氣及導致食慾不佳、消化不良；而大腸蠕動不良，腸內的糞便移動緩慢就會不容易排出，進而出現便祕的問題，更嚴重的還會得到痔瘡。雖然腸胃的蠕動並不是由我們的意識所控制，卻仍然受到意識及其他身體活動的影響。例如有些人在緊張焦慮時會腹瀉、有些人出外旅行時會便祕；而上班族則是因為坐太久動太少，所以腸胃活動不足，甚至常常出現便祕問題等等。選擇適當的肢體運動，將能有效促進並改善內臟運動，使我們的五臟六腑得到足夠刺激，維持良好機能。

東方養生術便相當重視內臟的保養，認為透過適當肢體導引與身體活動，可以給內臟適當的刺激與按摩，促進內臟血液循環及累積廢物的排出，來達到強身保健的功能。擅長這種內臟運動方法的人，外表上不見得有粗壯結實的肌肉，但卻顯得容光煥發、肌膚充滿彈性與光澤，即便頭髮已白仍是朝氣蓬勃，也就是我們常說的鶴髮童顏。

在極簡運動療法中，我們配合運動的姿勢來強化這樣的作用，特別是帶動胸腹部的運動及強化腰力的運動，不僅能活動肢體、促進內臟的活絡，還可以使這兩者得到相輔相成的作用。

有「平衡力」才會有自信

打從我們一呱呱落地，平衡的需求便不斷考驗著我們，幼兒時要學坐，便是人生第一個重要的平衡課題。克服這個難題後，我們接著要學習爬行、扶著東西站立，最後終於可以擺脫部分的地心引力而用雙腳行走。往後的日子裡，除非神經系統的病變或外傷，人們比較少有平衡的困擾。直到中年以後，尤其是年老時，平衡的問題才會再度對生活產生重大的影響。

良好的平衡力，使得人們在舉手投足之間得以呈現優雅的姿態，展現充分的自信心，並使各大小關節肌肉能輕鬆地完成大腦傳遞的命令。相反的，平衡力不佳會使人害怕跌倒、心生恐懼、舉止畏縮；關節也因為壓力增加以及反覆受傷而加速退化。

許多研究報告指出，長期從事運動者的平衡力，比一般沒有規律運動者要好得多。打太極拳的人，在動態平衡（身體進行活動時的平衡力）與閉眼平衡（閉著眼睛時的平衡力）方面，比一般人好得多；尤其當一個人年紀漸長時，還能擁有這樣的能力就顯得更加彌足珍貴。

在極簡運動療法中，平衡力與整體協調能力的訓練會出現在各個運動中，如指間統合協調運動、仰臥挺身與波浪鼓運動、下肢統合平衡運動、兔跳運動，都納入了不同形式的平衡力訓練。此外，藉由呼吸與冥想，將增進我們對自我身體狀況更細膩的感受，而使知覺更加靈敏，平衡也就更容易達到。

三、極簡運動的核心關鍵：呼吸與節奏

為了達到「極簡運動療法」化繁為簡、以簡御繁，落實精、速、實、簡的目

的，我的極簡運動療法，除了融合五大健康要素的精華外，還有一個不可或缺的核心關鍵，那就是「呼吸」的力量。一旦在運動中掌握了呼吸與節奏，那麼運動的效果就會完全不一樣。

呼吸與「氣」：生命的泉源

佛問沙門，人命在幾間？
對曰：數日間。
佛言：子未知道。
復問一沙門，人命在幾間？
對曰：飯食間。
佛言：子未知道。
復問一沙門，人命在幾間？
對曰：呼吸間。
佛言：善哉。子知道矣。

——摘自《佛說四十二章經》

這一息之間，除了道出浩瀚宇宙中生命的短暫與世事無常外，也點出呼吸的重要。人們都說：水、食物、陽光、空氣是生存的四大要素，其餘三者暫時缺乏都不打緊，唯獨空氣數分鐘不足便不行。

然而在東方的觀念中，「氣」非只是空氣與呼吸，而是宇宙運行與生命能量的根源。在中醫理論中，人體的「氣」是生命活動力的泉源，與「氣」並行一致的還有中國獨有的「氣功鍛練」，是一種已流傳數千年、可以強身祛病、修身養性的醫療保健運動。

但是因為氣功的「氣」是看不見、摸不著的，因此對沒有練過的人來說，可能覺得很玄。加上氣功派門極多，許多宗教的修行法門也多少和氣有關，因此更增添了些神祕色彩。尤其在十九世紀後，凡是不能用近代科學解釋的東西往往被視為「迷信」或「不科學」，因而遭到某種程度的忽略與排斥，一直到近四十年來，西方科學家，特別是前蘇聯的科學家，藉由現代科技與儀器開始相關研究後，才又受到重視。

而中國大陸從一九七八年開始，更是全面展開氣功研究，許多著名學術機構，如中國科學院、北大、清大紛紛投入此一領域中。迄今，有關氣功的科學

- 氣功可使人體重要穴位發出低頻漲落的紅外線電磁波，局部溫度也會增高。也可測得靜電信息等物理效應。
- 氣由身上某部分放出時，謂之「外氣」，最常是由手掌放出。外氣的特質包括紅外線波及其他高能量電磁波，包括微量的γ射線、χ射線及紫外線，及其他未知能量形態。
- 運氣時，腸胃之收縮蠕動顯著增加。體內肝臟之血液循環增加，並呈現規律波動性。
- 靜坐時，腦波顯著發生改變。進入所謂「入定態」時，腦內α波振幅大量降低；但進入「共振態」時，α波振幅大幅增加。（α波為腦內八至十二赫茲的腦波，常出現在大腦枕葉和顳葉，一般睜眼時下降，閉眼時增加，睡眠時則消失。）
- 外氣能對病者、細胞的成長與繁殖產生影響，DNA與RNA的合成與斷裂也因而顯著不同。

雖然有關氣功在物理化學上的研究才剛展開，但在促進身體健康方面的研究則有更多具體的發現，像是：

- 促進心肺功能，延緩心肺功能衰退，增加體力與耐力。
- 降低血壓，包括收縮壓、舒張壓及心跳率。

- 控制血管通透性、促進血液循環，特別是末梢血液循環。使得全身組織細胞獲得充分營養供給，增加活力與抵抗力，防範疾病於未然。
- 降低膽固醇、血脂肪，並改善高血糖。
- 增進人體協調運動及神經肌肉活動，增加關節穩定度與靈活度。
- 刺激副交感神經，增進腸胃蠕動、改善便祕。

其他還包括改善新陳代謝性疾病、增進免疫力、改善身體組成、提高信心、平衡情緒、外表看來較年輕等等。

研究雖無突破性的重大發展，但歸納一些已發表的結果，仍可讓我們略窺堂奧。

由於我自幼有機會接觸到氣功學習，因此獲得了許多的好處，這些年透過練氣功，更使自己的健康獲得良好的進步，並能隨時擁有充沛的體能與精神狀況。所以在我的極簡運動療法中，便將中國的氣功修練精髓、呼吸吐納訓練的方法融入其中，讓運動的效果更加顯著。

「氣」統率經絡循行

要談到呼吸、氣的鍛練對健康的好處，一定要先跟大家介紹中國獨有的人體生理理論——「經絡循行」學說。完整的經絡學說，在兩千兩百年前完成的《黃帝內經》便已經詳細記載了。

中醫理論認為：經絡是運行氣血、聯絡臟腑、溝通上下內外、調節人體功能的網絡。經指經脈，絡指絡脈，人體藉由經脈系統有規律而又複雜地結合，把五臟六腑、四肢百骸、五官九竅、皮肉筋骨等組織器官，緊密地結合成一個整體，

人體有哪些主要經脈？

- 十二經脈
  - 手
    - 三陰
      - 手太陰肺經
      - 手少陰心經
      - 手厥陰心包經
    - 三陽
      - 手太陽小腸經
      - 手陽明大腸經
      - 手少陽三焦經
  - 足
    - 三陰
      - 足太陰脾經
      - 足少陰腎經
      - 足厥陰肝經
    - 三陽
      - 足太陽膀胱經
      - 足陽明胃經
      - 足少陽膽經
- 奇經八脈
  - 督脈
  - 任脈
  - 衝脈
  - 帶脈
  - 陽蹻脈
  - 陰蹻脈
  - 陽維脈
  - 陰維脈

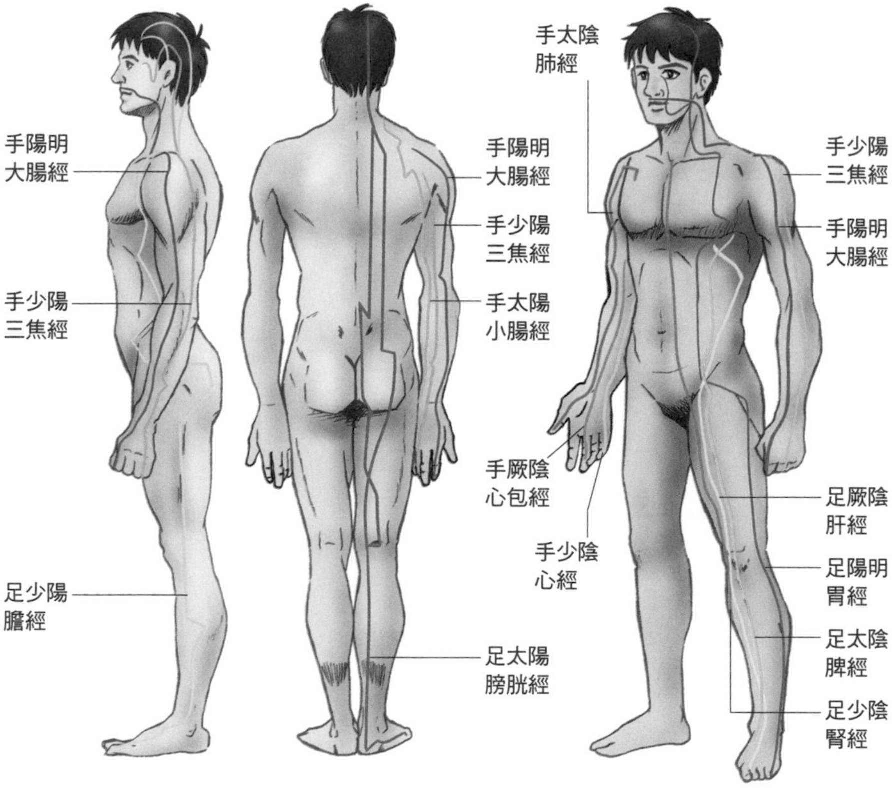
手陽明
大腸經
手少陽
三焦經
足少陽
膽經
手陽明
大腸經
手少陽
三焦經
手太陽
小腸經
足太陽
膀胱經
手太陰
肺經
手厥陰
心包經
手少陰
心經
手少陽
三焦經
手陽明
大腸經
足厥陰
肝經
足陽明
胃經
足太陰
脾經
足少陰
腎經

十二經脈示意圖

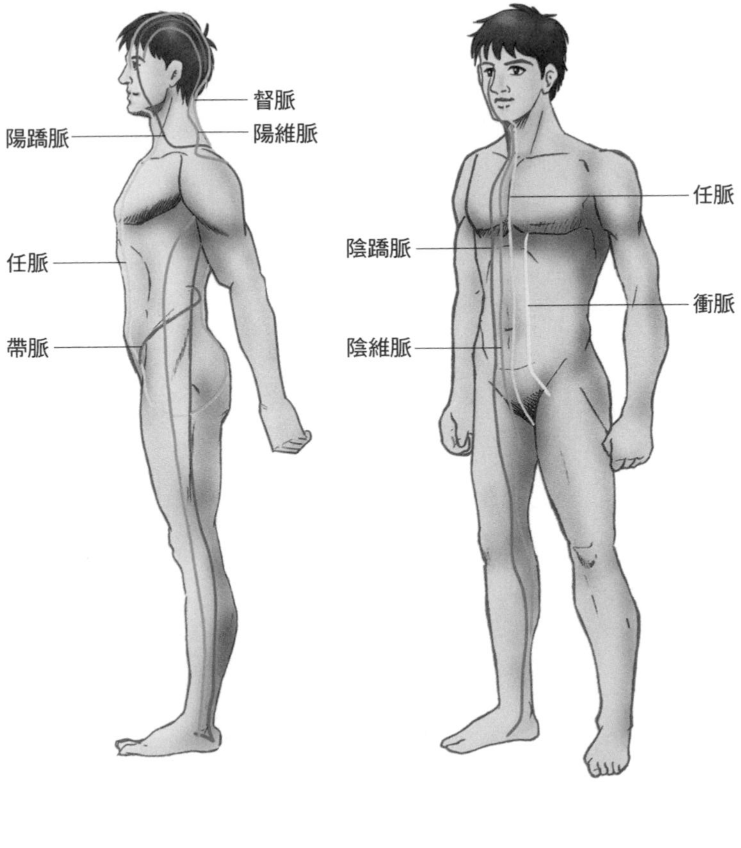
督脈
陽蹻脈
陽維脈
任脈
帶脈
任脈
陰蹻脈
衝脈
陰維脈

奇經八脈示意圖

使得生命的機能與活動能和諧有序地進行，並彼此互相影響。

人體氣的傳導，主要便在經絡上進行。人體的氣越強，經絡的循行便越順暢，身體的每一個組織部位，都因此得到良好的循環與營養，疾病便不容易發生。相對的，如果經絡循行受到阻塞，氣便受到阻滯，疾病便會產生。輕微時，人體自癒的力量可以逐漸自行修復；嚴重時，便得藉由醫療的行為，如針灸、推拿、按摩乃至許多藥物治療等，才能恢復功能。

因此，在傳統養生保健的觀念中，如果能把氣練好，維持氣的強旺，便能使經絡循行保持順暢，如此一來，可以百病不生，達到祛病強身的效果。

氣功、經絡學說與運動醫學相輔相成

既然經絡學說在中國已被廣泛運用了幾千年，與全世界各地傳統醫學比較，無疑是最獨特、最有系統的一支。然而以現代科學來看，經絡究竟是什麼？這仍是個尚未完全解開的謎。如果能解開這個謎，不但能上承數千年的臨床醫學經驗，還可開啟未來新的醫療領域。可是在人體解剖及組織結構上，並沒有發現「經絡」這樣的東西，所以它應該不是一種單一特殊的組織結構。近年來有關人體經絡穴位的研究，已由大體解剖方向過渡到巨微結構形態學，認為穴位是一種多層次的立體結構，穴位周圍的微血管分支、神經分支、淋巴管分支和交通十分豐富，而且明顯的多於非穴位處。

經絡穴位的存在，藉由人體生理特質，也可得到客觀的認證。它是人體皮膚上的低電阻點與低電阻線，也是一個高振動波及熱的傳導線。如果我們在經脈上注射同位素，可發現同位素會沿著經絡移動，使得經絡變成「看得見」。

在臨床應用上，我們將氣功鍛鍊的方法與經絡理論及現代運動醫學相比對，發現這三者之間可以互為參考、互為檢驗標準。它們可以融合在一起，並行不悖，發揮相輔相成的效果。在臨床上對病患最有效的運動方法，幾乎都符合人體解剖學、氣功鍛鍊以及經絡理論的要求。這使我們更加深信，只要配合適當的呼吸與正確的角度，簡單動作的效能將會遠遠超出原有的想像與理解。

極簡運動，讓「氣」運行全身

從這裡開始，我們要將許多的理論基礎與實踐經驗結合在一起，與大家分享如何藉由極為簡單的運動，來改善我們的健康狀況。正確而理想的運動，將能同時帶動經絡循行，說得更直接些，是能夠培養「氣」，並將氣的力量傳遞到身體每一個部位。

▼專心集中氣和意念

凡事做事要專心，運動也不例外。漫不經心的運動得不到好效果，甚至容易發生傷害。專心能使我們把動作做正確，同時讓肌肉與關節產生良好的協同作用，如此一來，肌肉與關節才能真正放鬆，恢復到原有的狀況。

我曾經碰過一個女性病患，她在做了我教的運動後，肩膀卻越來越緊。一開始，我找不出原因，直到後來發現她是每天早上一邊看股票行情、一邊運動，我們才了解問題出在哪裡。因為當股票往下跌時，她的心情與身體狀態也會隨著行情下跌。於是我建議她改變運動的方式，避開看盤的時間，把心定下來，不管當天行情如何，放個音樂，感受運動與伸展時對身體產生的影響，並且讓這些好的影響保留下來，這樣一整天都能覺得舒適與放鬆。後來，她真的照這樣去做了，一個星期後回到門診，她神清氣爽地告訴我：「醫生，我真的進步很多了。原來專注做運動是這麼重要的一回事！」

專心，這件事說來容易，做起來可不一定簡單。我們要把這樣的觀念應用在極簡運動的實踐上，只要將全副精神專注在每一個動作，把力量準確地放在動作上，如此便能輕易集中氣和意念，身體自癒的能力便會開始修復累積受損的組織了。

▼腹式呼吸練氣法門

呼吸的重要，在本章一開始已經討論過了，但在各個不同的運動訓練範疇，呼吸法存在相當大的差異性，因此有必要再做更深入的討論。

人體一次吸氣吐氣的最大通氣量叫做「肺活量」。肺活量是可以訓練的，經過訓練的運動員，平均肺活量高於一般人。慣於使用腹式呼吸的人，肺活量也會有效提高。一般人的呼吸，通常不經由大腦思考來完成，吸氣時腹部內縮，吐氣時腹部突出。這樣的方式主要是胸廓的擴大及橫膈膜（位於胸腔與腹腔間的隔膜，含肌肉組織，下降時胸腔容積擴大，以吸入空氣）的下降，而造成胸腔內的負壓力，使得空氣經由呼吸道進入胸腔，一般被稱為「胸式呼吸」。

「腹式呼吸」則是強調吸氣時腹部突出，帶動腹腔內臟下降，腹腔內會產生更大的負壓，促使橫膈膜產生更明顯的下降，如此一來，呼吸就會變得更深長。呼氣時則是腹部凹陷，直接壓迫內臟並促使橫膈膜上升，壓迫肺部，而將

胸式呼吸和
腹式呼吸的比較

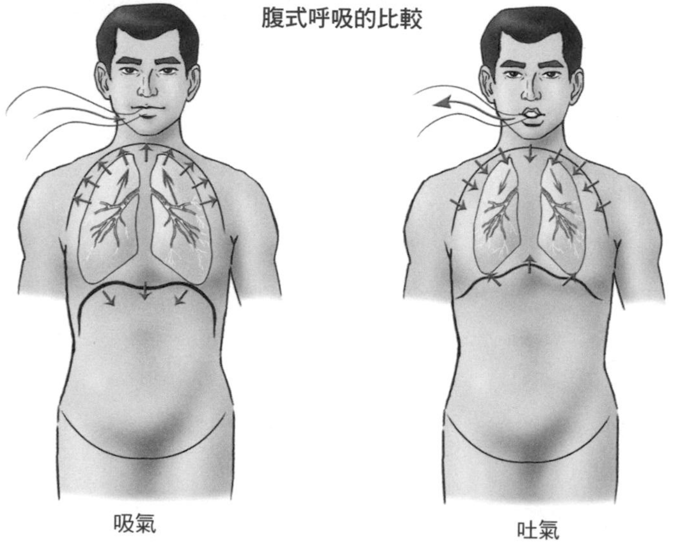

一般「胸式呼吸」以胸廓的擴張為主要驅動力

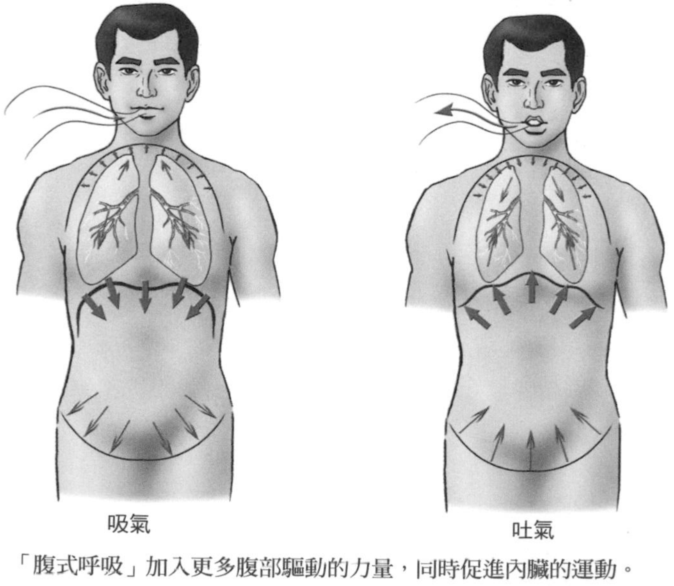

「腹式呼吸」加入更多腹部驅動的力量，同時促進內臟的運動。

廢氣吐得更完全。這樣由腹部主導的呼吸法，能對內臟產生按摩及刺激，使肺部的擴張更加完全，因而被認為有助於把更多的血液進入內臟，使得內臟得到營養與滋潤，並促進廢物的排除。

腹式呼吸的訓練，源自於東方的傳統文化，被廣泛運用在靜坐、禪修、吐納、氣功、武術、冥想，以及瑜伽的範疇，屬於重要的入門功夫。現代的舞者、運動員、特技表演、歌唱聲樂家、器樂吹奏者，普遍也接受過類似的訓練。在醫療臨床上，許多呼吸疾病，如氣喘、慢性阻塞性肺炎、肺氣腫的患者，也能以腹式呼吸來改進呼吸功能。

腹式呼吸的好處並不只在於提升呼吸及肺功能，在「氣」的鍛練方面，它也扮演著極重要的主導角色。許多研究顯示，這可能與大腦的活動及自律神經系統的功能有密切關係，但現代醫學或生理學還無法提出完整的解釋，需要有更多的研究來解開這個謎題。

當運動員從事激烈的運動時，會將腹式呼吸與胸式呼吸同時並用，也就是胸腹部在吸氣時同時鼓起，吐氣時同時凹陷，藉此來達到最大的換氣量。這樣的呼吸方法，被稱為「全呼吸法」。而練習彼拉提斯運動的人，可能會採用一種

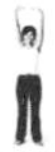

介於胸式呼吸與腹式呼吸之間的方式，稱為「橫向呼吸法」。練習時可將兩手橫搭於胸廓下緣，感受胸廓的起伏，一方面利用胸廓橫向運動來吸氣，同時增加橫膈膜下降的力量；一方面則保持腹部肌肉維持張力內縮的狀態，避免腹部因練習腹式呼吸而變得突出。

這些呼吸方法各有其產生的背景與應用的特色，但基本上都以增加橫膈膜的活動量為目標，一方面加長呼吸的深度，一方面促使內臟按摩的運動，是普遍被認同的。因此，在練習極簡運動時，腹式呼吸法還是我們建議的主要呼吸方式。

▼極簡運動呼吸，鼻吸口吐

另外，在討論呼吸方法時，還有一個常被提及的問題便是要以「鼻吸鼻吐」還是「鼻吸口吐」？哪一種方式的效益比較高？一般來說，以「鼻子吸氣」這一點，各種運動大致上沒什麼不同。當我們用鼻子吸氣時，空氣中的灰塵、異物、細菌等，會藉由鼻毛及鼻黏膜加以清淨；黏液上的免疫細胞也會形成防護措施，空氣的溫度與濕度亦隨之提高，可減少對肺部及氣管的刺激。張口吸氣只出現在游泳換氣，以及極激烈運動瞬間需要極大吸氣量時，除此之外，以口吸氣大多數是不健康的狀態。

至於吐氣方面，則有鼻吐與口吐的不同。以靜態為主的活動，採用鼻子吐氣者多，如一般靜坐、禪坐、道教吐納、冥想訓練、靜態氣功，以及大多數的瑜伽訓練。這樣的做法，不僅可以讓心靜下來，也使氣容易在體內匯集，達到涵養身心的目的。

配合動態為主的活動，則常採用以口吐氣的方式，如武術技擊、動態氣功、氣功之外氣吐勁，以及彼拉提斯運動。以口吐氣可減少在技擊時體內受傷的機會，有助於氣勁的集中與釋放，同時幫助氣達到四肢，促進全身氣血循環。此外，當身體受到外力衝擊時，也必須以口吐氣來減低受傷機會。兩種方法都正確，就看不同的訓練法門來決定。

各種不同呼吸訓練方式的比較

	吸氣	吐氣	口鼻	運用範圍
胸式呼吸法	胸部擴張，腹部凹陷。	胸部收縮，腹部突出。	鼻吸，鼻吐。	一般成人呼吸
腹式呼吸法（一）	胸部放鬆，腹部挺出。	胸部放鬆，腹部收縮。	鼻吸，鼻吐。	較屬靜態，如靜坐、冥想、多數的瑜伽。
腹式呼吸法（二）	胸部放鬆，腹部挺出。	胸部放鬆，腹部收縮。	鼻吸，口吐。	較屬動態，如武術、技擊、某些動態氣功。
橫向呼吸法	胸廓下部橫向擴張，腹部保持內縮。	胸廓下部收縮，腹部維持內縮。	鼻吸，口吐。	彼拉提斯運動
全呼吸法	胸部擴張，腹部挺出。	胸部收縮，腹部收縮。	鼻（或口）吸，鼻或口吐。	激烈及極激烈運動。瑜伽、武術技擊及某些氣功練法也會用到。

而本書所介紹的運動，則建議以「鼻吸口吐」的方式來進行。

▼承襲天地脈動，建立運動節奏

宇宙一切的能量，都能以波動的形式來表示，這可被視為廣義的「節奏」。生命第一個容易觀察到的節奏，是胚胎時期的心跳。因為這樣的節奏，肯定了生命的誕生；也因為這節奏的停止，為生命畫下了句點。

掌握節奏的感覺，能激發、強化身體的動力。當我們做體操、跳有氧舞蹈時，一邊在心中或口中數著「一二三四、二二三四、三二三四、四二三四」的節奏，血脈會隨之活潑起來。許多的研究都顯示，節奏的形成，有助於體能的訓練，也有助於氣的鍛鍊。在此，要將一個經驗推薦給大家，那就是在做運動時要加入節奏。這樣的節奏不一定要喊出聲來，可以在心中默數著。因此，當你有機會跑步時，不妨在心中數著：「一二三四、五六七八，二二三四、五六七八……」，原來很容易產生的疲勞感，將可逐漸消失，取而代之的是源源不絕的能量，越跑越來勁。當你開始練習本書推薦的運動時，也請一定記得，在心中及動作上建立自己的節奏，這樣能使運動更為有效、更為持久。

▼融入觀想，開展無限潛能

如果說生命是宇宙發展的奇蹟，那麼人類的思想，恐怕就是生命奇蹟中最大的祕密了。儘管人們在科學上已經有一些了解，但對於腦的探索，還處在懵懂的階段。據估計，人的腦細胞約有一百二十億個，約占體重的百分之二到百分之三，但卻耗用了五分之一的能量。人的思想情感，可藉由腦內傳導物質、荷爾蒙系統，以及自主神經系統的作用，對身體狀況產生重大影響。思想能夠改變行為、改變健康、改變命運，已在太多人的見證下被反覆陳述。那我們應該如何運用思想的力量，來保持健康狀態呢？我們就此要開始踏入「觀想」的世界。

「觀想」，顧名思義，就是要「看著想」，是一種可以「感覺得到」的想。這是幾世紀以來許多偉大的導師不斷提倡的方法。因為必須去「想」，所以不是放得空空的、什麼都不想，而是真正融入、真正感受。不是「相信如此」，而是「就是如此」。這些感受不是憑空建立的，而是隨著動作做了，它便開始存在。即使你的心念意志還不是那麼清楚堅定，只要你開始動作了，就會感受到。觀想是很容易做到的，當你開始練習這些運動時，我們會明白地告訴大家：做某一個動作時，力量要集中在哪個地方；哪裡是運動引導的地方；哪裡會被伸展；哪裡會覺得熱熱麻麻脹脹的；哪裡應該要放鬆。只要一邊做一邊感受，你就能真實體會到這些感覺，對應的部位就會覺得輕鬆，然後產生遍體舒暢的感覺。

所謂「心想事成」，便是藉由這樣的程序，讓我們可以實踐健康的心願。因為透過觀想，可以讓大腦確切認知這些運動的所在，也認知肢體真的遵循我們的意願完成預計的動作，而後便能感受到這些動作對身心產生的影響了。

四、極簡運動的最佳動力：微笑與快樂

運動應該是一種享受，透過平常很少做的動作，讓生活中累積的壓力與廢物快速代謝，也讓潛藏的力量復甦。這種快樂是身體對我們的努力做出的具體回報，是種解放的快樂。

記得我曾問過我的老師：「我是不是該好好苦練這些功夫？」老師望著我說：「為什麼要苦練？你應該快快樂樂地練！」對了，正是「快樂的練習」！因為練習後的好處，正是你所期盼的結果，是金錢買不到的健康，是人生其他

快樂的基礎。

因此，從現在開始，請跟著我微笑。首先把兩邊嘴角輕輕再拉高一點點，如果有什麼煩惱或疲累，此時先暫放到身體的旁邊，然後保持微笑。許多研究指出，這時我們的大腦已開始分泌效力強大的「腦內啡」(Endophine)，它的效力比嗎啡大上好幾倍，能使我們的疲勞與痛苦消失，心情愉快。這是人體對自己良好行為的自我獎賞和鼓勵，其他有助於大腦功能的腦內神經傳導物質，如多巴胺與正腎上腺素等等，當然也會跟著活躍起來。

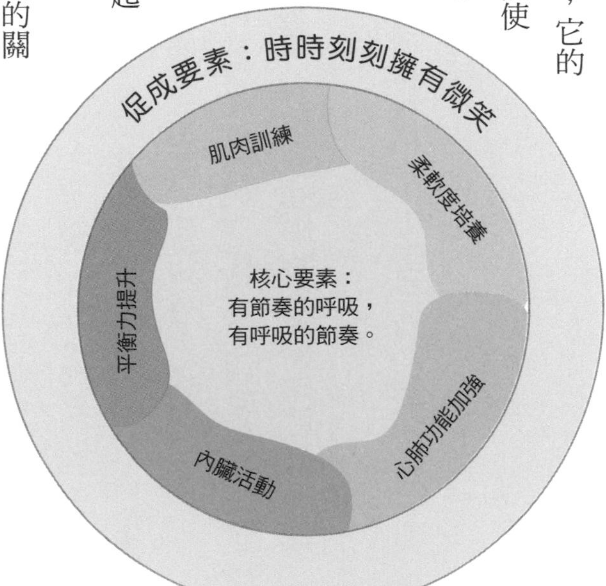

「極簡運動療法」結構輪

運動與快樂、快樂與微笑的關

係，是一個正向的回饋機轉。當你開始微笑，你就真的快樂起來；當你真的開始動，你就快樂起來。當快樂的感受有了那麼一點點，運動的效用就增加了一分。於是，這個輪子開始轉動後，世界就變得不一樣了！你的工作將變得更起勁、同事朋友變得更可愛、家變得更溫馨、世界變得更美好。

因此，在極簡運動療法的結構輪中，我們要將微笑加在最外面一圈，成為包覆在核心要素與基本要素之外的「促成要素」，成為邁向成功健康雙贏、身心靈兼顧的催化劑。

有了這麼簡單、輕鬆上手的運動療法，你怎麼可能跟它說「不」呢！現在就請你一起來體驗「極簡運動」的神奇功效吧！

【極簡運動保健篇】

功效：維持基本運動需求、喚醒身體機能、增進肌力和心肺耐力、促進氣血循環、改善整體協調力、提升爆發力、減少扭傷機會

4 整體保健運動療法

西方醫學之父希波克拉提斯（Hippocrates, B.C.460～377）曾說：「大自然就是醫生。」他相信大自然的力量，也相信人體有自癒能力，認為人們應該要善用自我修復的能力。

中國的醫神華佗曾對弟子說：「動搖則穀氣得消、血脈流通、病不得生，譬猶戶樞，終不朽也。」他認為運動可促進人的消化能力，讓血液流通，就像門窗的樞紐一樣，只要經常活動，就不容易腐朽。

所以囉，中外兩位偉大的醫者都這麼說，我們是不是該實踐「要活就要動」的信條，開始透過運動，來發揮自我療癒的能力？

掌握呼吸要領：準備動起來

「極簡運動療法」的特點，是結合現代醫學、傳統醫學、氣功鍛練理論的精華，反覆加以精簡並改進。這樣的運動療法，已經在臨床應用上獲得成效和肯定了。

「極簡運動療法」的內涵，是以「有節奏的呼吸、有呼吸的節奏」為核心，打造「肌肉訓練」、「柔軟度培養」、「心肺功能加強」、「平衡力提升」及

「內臟活動」等五大基本要素。在以下幾章介紹的各種運動，也都會見到這些基本要素的影子。

不過，開始動起來之前，務必要記得一件重要的事：這些運動都不難，甚至可說是超級簡單！所以，一定要時時刻刻保持微笑，在愉快的情緒中快樂運動。

展現你的笑容了嗎？……很好，我們開始吧！

觀察呼吸、享受呼吸

你我都靠呼吸來維繫生命，這很自然，也很基本，當然，也極為簡單。但你知道嗎？看起來再簡單不過的「呼吸」，其實是有一定節奏的。而極簡運動的核心：「有節奏的呼吸，有呼吸的節奏」，則是以「腹式呼吸」為基礎。

如果你還不熟悉腹式呼吸，以下有一套簡單、有趣的入門方法。

首先，是「請跟著我這樣唸」：

「肩膀放鬆了嗎？放鬆了，我的肩膀放鬆了。」

「吸氣，新鮮甜美的空氣從鼻孔吸入，輕輕地經過咽喉、氣管；先到達肺，再慢慢進入肺的最深層，然後到腹部，再一直到肚臍之下。」

「吐氣，污濁的廢氣從身體的最深處吐出，由口吐氣，繼續吐氣，把所有的廢氣完全吐淨。」

把訊息唸出來很重要，因為聲音可提供大腦共同認同的訊息。所以，一開始先高聲唸出來（當然，如果你在辦公室或教室裡，可能得輕聲一點）。

現在，請觀察你自己是不是這樣呼吸：

由鼻子吸入最清新的空氣，通過咽喉、氣管、肺、肚子，最後來到肚臍底下。吸氣，要記得細、長、慢、勻，慢慢讓身體輕鬆地充滿了氣。

接下來是「吐氣」，把污濁的廢氣由身體深處吐出。吐氣的方法是口微張，讓廢氣由口而出，一直呼到完全吐乾淨後，身體也就乾淨了。

這樣練習過後，你是不是更熟悉自己的呼吸了？你是不是已清楚地觀察到，空氣正在身體內外流動著呢？

腹式呼吸：「大笑」來領路

「笑」，對身體的助益實在很多。可不是嗎？人們常說：「一日三大笑，健康一百二！」許多研究也指出：「笑」可以使人身心放鬆、促進血液循環、增加免疫能力。

我們都聽過、也都做過「捧腹大笑」這個動作。這正說明了人們在大笑時，使用的正是「腹式呼吸」。現在，請把雙手放在肚子上，開始努力笑，笑到向前彎下腰，笑到肚子都痛了，這麼一來，廢氣也排光了。（請注意，當你呵呵笑的時候，每一次呼氣，你的肚子是向內凹的。）

而當你猛一吸氣，身體往後仰，肚子就跟著挺出，這時候，空氣充分吸入肺部的深處。（請注意，當你吸氣時，肚子是自然突出的。）於是，你又可以往前彎腰，「呵呵呵」地大笑了。

這樣練習一次後，你會發現：在笑的過程中，吸氣與呼氣很自然就會轉換，腹部的挺出與凹陷也變得很自然，這就是「腹式呼吸」的特點：不能刻意、無須勉強。反覆練習幾次，你會覺得連全身的血液循環都暢旺起來！

請繼續保持微笑，接下來，我們要正式進入腹式呼吸了。

胸部放鬆，腹部主導

練習腹式呼吸，並沒有嚴格的時間或場地限制，但最好選擇空氣流通、環境清潔的地方，並避免在過餓、過飽，或是精神狀況不濟時練習。

練習時，為了感受到自己胸部、腹部的起伏，可以一手輕放在胸前、一手輕放在腹部。腹式呼吸沒有姿勢限制，或走或坐或臥都可以；等到你熟練時，甚至可說是無入而不自得。不過，針對初學者，建議用平躺仰臥或坐姿的方式，會比較容易掌握要領。

經過前面呵呵大笑的練習後，大家對腹部的起伏與呼吸應該都有些體會。接下來，還請繼續保持輕鬆愉快的心情，並放鬆胸部與腹部。否則如果胸腹的肌肉過於緊繃，呼吸往往就無法深入。

吸氣時，胸部應放鬆而毫不用力，所以你放在胸部的這隻手，不會感到過大的胸部起伏，倒是腹部應擔任主導的工作，緩緩吸氣突出而逐漸飽

腹式呼吸練習——坐式

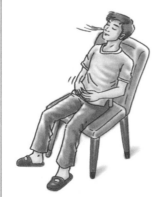

身體微後仰，坐於椅子，以鼻子吸氣，同時腹部突出。空氣自然地進入肺部深處，乃至於腹部。

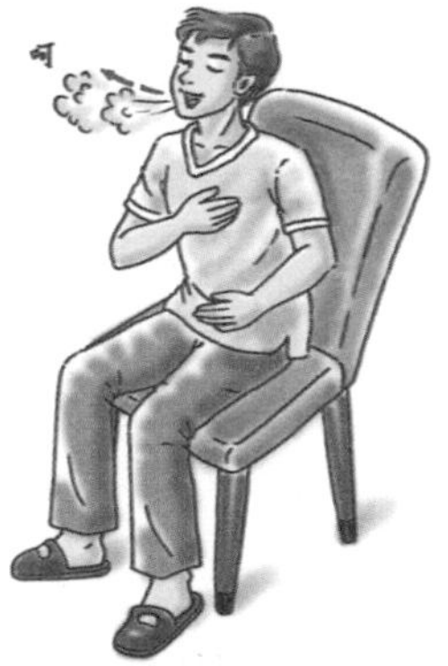

坐於椅上，一手輕放胸口，一手置於腹部，「呵，呵，呵！」發聲笑出，腹部凹陷，將所有的氣吐出。氣由口呼出。

滿。為了使肺臟充分擴張，吸氣要深些、慢些、均勻些，直到腹部逐漸充實。此時嘴巴閉著，感覺到空氣由鼻孔吸入，經咽喉氣管進入肺部，然後再深入肺部、達到腹部。初學時吸氣以八分滿為原則，再逐步增加呼吸深度。

吐氣時，胸部仍舊放鬆，以腹部為主導，腹部逐漸凹陷內收，給予內臟與橫膈膜良好的刺激，把氣從嘴巴緩緩吐出。請注意：要盡量吐得乾淨，感覺到把體內的污穢完全排出為止。

早期，吸氣與呼氣的比例以一比一為原則，可以在心中默數，量力而為，以舒適但還需要一點點努力為原則。例如，可設計吸氣五秒、吐氣五秒；或呼氣七秒，吐氣七秒等。

練習腹式呼吸雖以細、長、慢、勻為目標，但以自然為原則，視每個人的狀況，決定呼吸的深度。可以吸深

腹式呼吸練習——仰臥

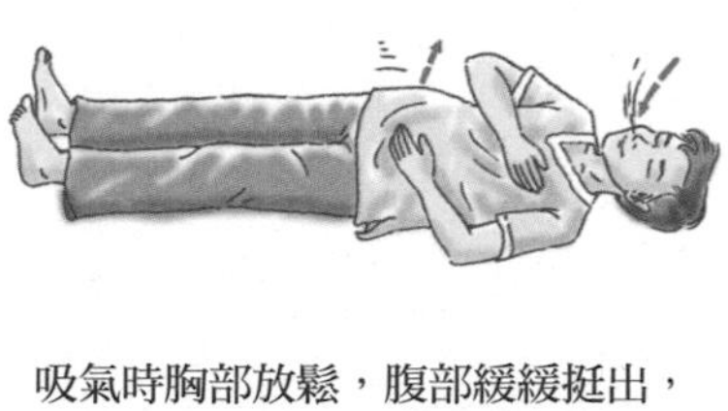

吸氣時胸部放鬆，腹部緩緩挺出，空氣由鼻吸入，深入腹部，感覺到放在腹部的手被推出，而放在胸部的手則不動。維持輕鬆，以細、長、慢、勻為理想，但不必勉強，以自然為原則。

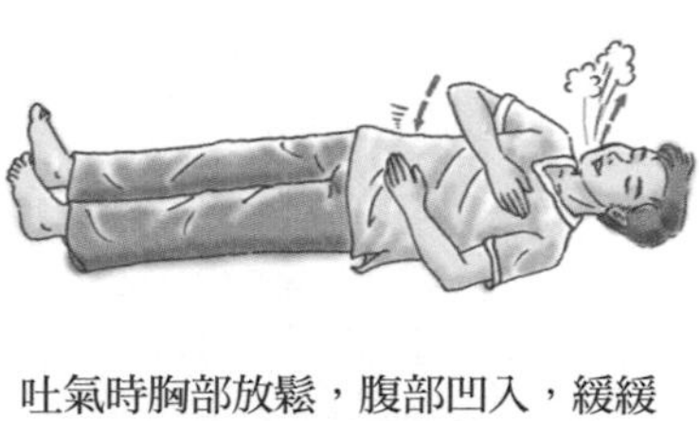

吐氣時胸部放鬆，腹部凹入，緩緩下沈，給予內臟適當運動，並推使橫膈膜上升，氣由口緩緩吐出，以盡量吐盡為原則。感覺到放在腹部的手隨之沈下，而放在胸部的手則不動。

一些、吐慢一點，固然很好，但如果呼吸短促的話，也不用著急；特別是原本心肺功能比較衰弱的人，只要慢慢練習、持之以恆，呼吸深度一定會逐漸增加，心肺功能與耐力也會跟著提升。

加強實力：舌頂上顎「搭鵲橋」

練習腹式呼吸有些心得後，可以嘗試在吸呼時把舌頭上捲，舌尖輕輕抵著上顎，這就是中國氣功鍛練的特色，稱為「搭鵲橋」。因為人體經絡中的任脈與督脈在此交會，舌抵上顎，就能促使任督二脈相接。跟電燈的火線與地線連在一起、讓電燈明亮起來的效果一樣，「搭鵲橋」有助於人體氣血通暢運行。

能做到「搭鵲橋」的話，對練習的成效很有幫助，但開始時不容易做到，也無須太過勉強。儘管能「鼻吸口吐」固然很好，但照著平時既有的呼吸方式，也能獲得相當程度的收穫。呼吸的訓練，是門長長久久的功夫，既不必急於一時，也不應該放棄。只要稍微用些心力，相信很快就能有所體會，也會了解這是你畢生受用不盡的無價之寶。

準備上路：加入節奏，調和脈動

在運動和呼吸上，韻律和節奏都扮演了重要的角色。如果能在呼吸時感受到並存的節奏，練習時便比較不容易昏沉，身體也會隨著輕輕震動起來。當我們熟悉呼吸的方法後，就可以試著把節奏加進來。在吸吐之際，心中默數著：

一、二、三、四，五、六、七、八；
二、二、三、四，五、六、七、八；
三、二、三、四，五、六、七、八；
四、二、三、四，五、六、七、八……

正確掌握腹式呼吸法的要領後，才能往下進行「極簡運動」的動作。

首先登場的，是三種適合一般人的保健動作。

很多時候，我們雖然沒病沒痛，但多少都有疲勞、體力不足、平衡力不佳、手腳靈活度較差等現象。只要每天花上幾分鐘練習這些動作，就可以有效改善身體機能，達到養生與保健的效果。

另外，為了讓大家更快感受到運動的功效，我特別設計了「整體保健運動療法導覽圖」，讓大家按圖索驥，針對自己的症狀，找出最需要加強的項目來運動。在第五章以後，我也會依人體的不同部位提出不同療法，包括肩頸上背、腰腹下背、上肢、下肢等四部分，讀者可視平日身體反應出的不適症狀，優先進行最符合需求、最切身相關的動作；也可把自己所需的項目做組合，成為個人專屬的運動套餐。

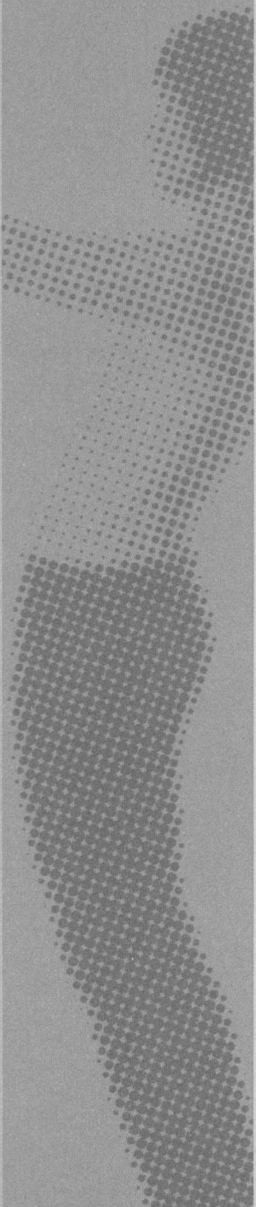

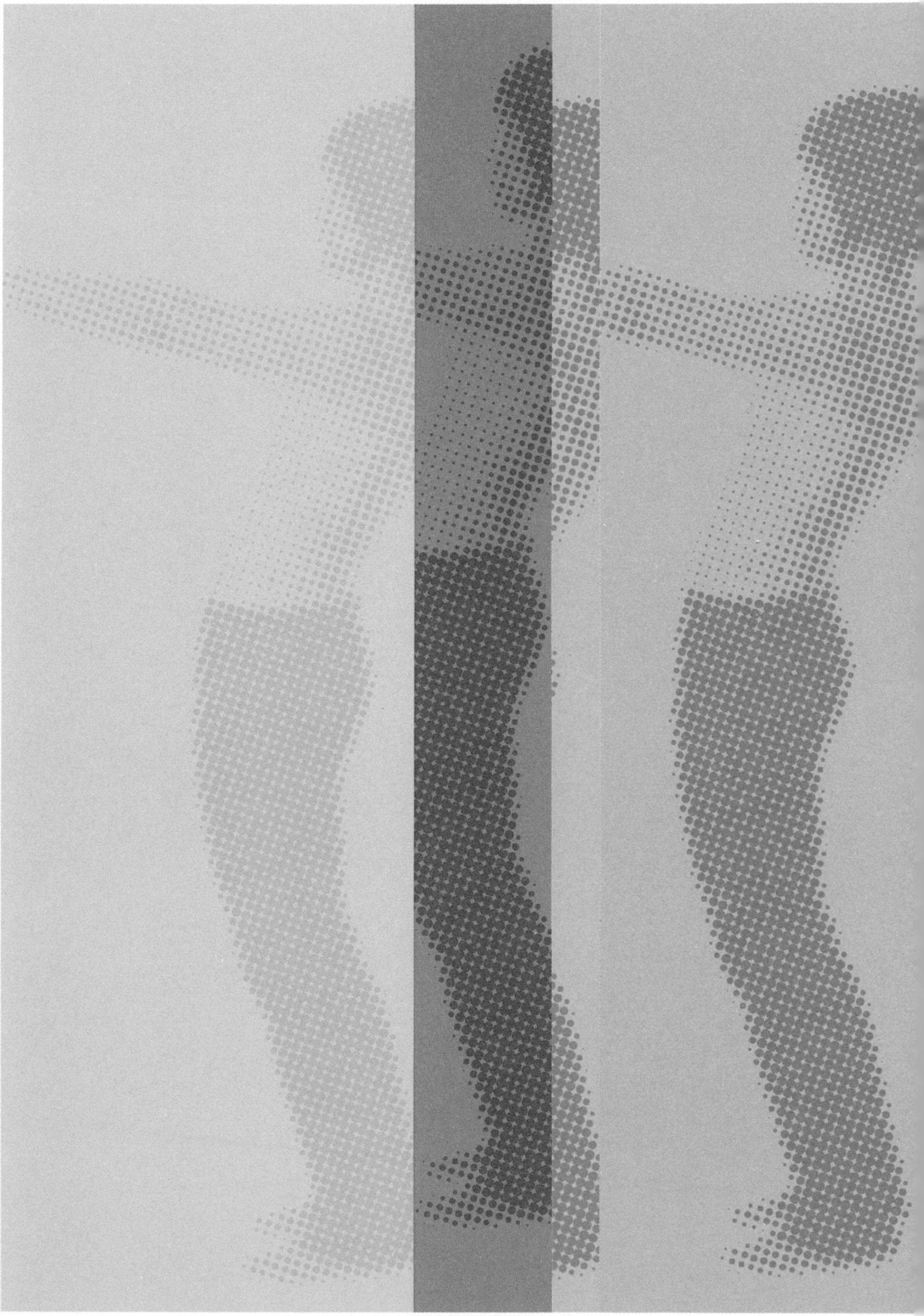

◎心肺耐力不足，運動時容易呼吸急促。
◎平衡力較不佳，腿力不足，下肢易有痠軟感。

↓

運動2：兔跳運動

◎整體協調力不足，手足靈活度較差，容易閃到腰。
◎上肢力量不足，感覺手部不易施力，反應較遲鈍。

↓

運動3：側身壓掌運動

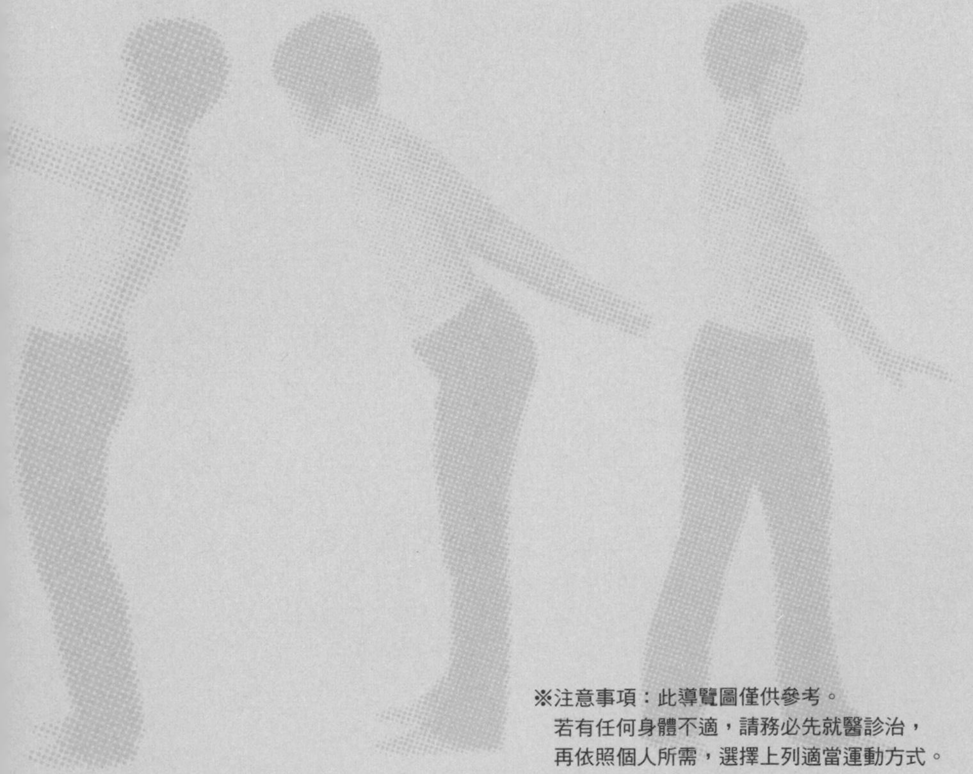

※注意事項：此導覽圖僅供參考。
若有任何身體不適，請務必先就醫診治，
再依照個人所需，選擇上列適當運動方式。

整體保健運動療法導覽圖

說明：請針對你的體能和健康狀況，依照箭頭指示，找到適合自己的運動療法。

◎健康狀況無異常

↓

運動1：腹式呼吸擺盪運動
運動2：兔跳運動
運動3：側身壓掌運動

◎精力不足，疲勞易累，腰腿及下肢較虛弱。
◎肩頸部易緊繃，不易放鬆。
◎壓力大，精神不易集中，情緒不易控制，睡眠不安穩。

↓

運動1：腹式呼吸擺盪運動

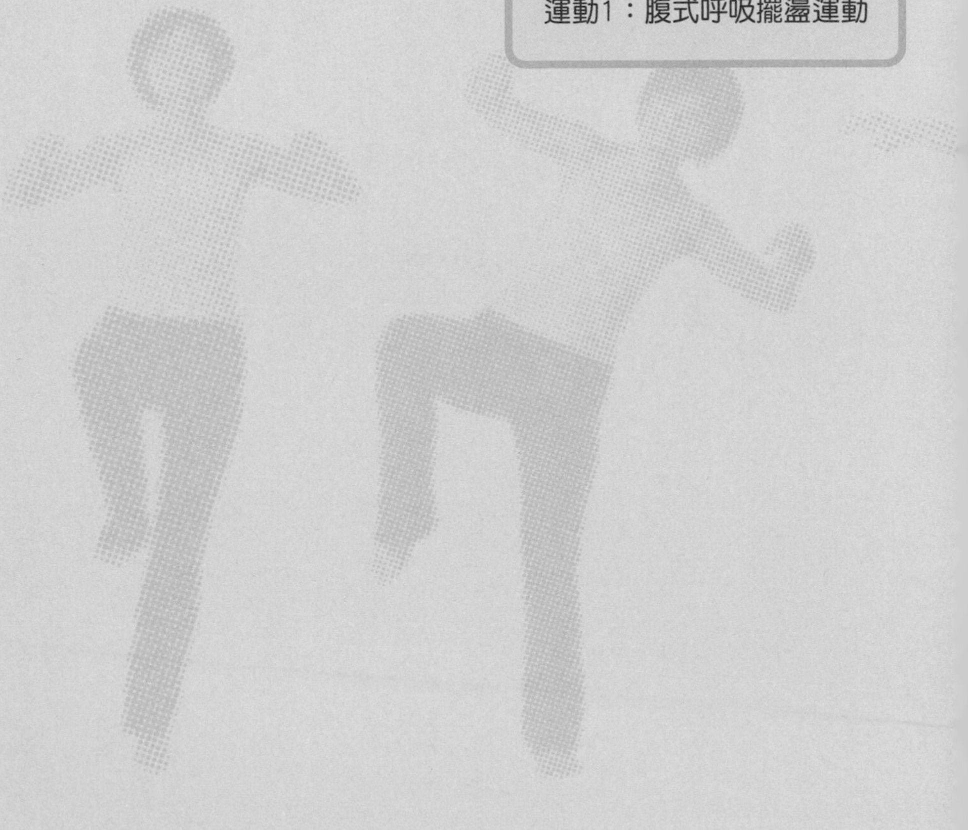

運動 1

腹式呼吸擺盪運動

維持基本運動需求、喚醒身體機能

▼專門改善：沒空運動的文明病

現代文明的繁忙生活，讓人撥不出足夠的時間運動。事實上，我們每天只要花一點點時間，就能讓身體維持健康的狀態。「腹式呼吸擺盪運動」就是一個可以滿足這項要求的運動。每日進行「腹式呼吸擺盪運動」至少十分鐘，能在簡單方便的原則下，提供適當的「每日基本運動量」，同時能有效提升體能，特別對腰部的核心肌肉群、身體中心軸的柔軟度、內臟運動、心肺耐力，以及平衡力等，都會有顯著的效益。腸胃蠕動緩慢或便祕的人，也能獲得改善。而源自東方有氧運動的腹式呼吸，在伴隨腹部起伏的帶領後，會變得更加容易學習。

「腹式呼吸擺盪運動」的安全性高，簡單易學，沒有年齡或性別差異，即使是孩童、老人也能得心應手。這是從許多運動中去蕪存菁後，最簡單的法門，值得大家抽空學習，並像刷牙洗臉那樣，把它列為每日必做的動作，成為生活習慣的一部分。

▼運動步驟

1 雙腳與肩同寬，平行站立。肩膀放鬆，兩手自然下垂。❶

2 雙手平行，由身體兩側向前平舉，抬高至胸前，掌心朝下。❷

3 雙手自然落下，沿身體兩側朝身後擺盪，至最高處轉換方向，雙手由後朝前盪。反覆此一動作，前後自然擺盪，不必刻意用力。❸

4 以腰部為軸心，隨著兩側上肢擺盪而帶動上半身前後擺盪。❹

5 全身放鬆，由上半身的擺盪帶動全身的擺盪。

6 加入節奏感，像跳舞一般，心中愉快地數著你喜歡的節奏。

7 每回至少練習十分鐘，每日至少練習一回，以一日三回為佳。在身

✕

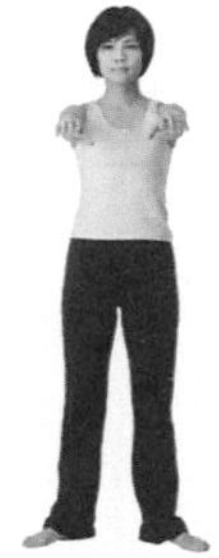

腳尖過於外張，未保持平行。

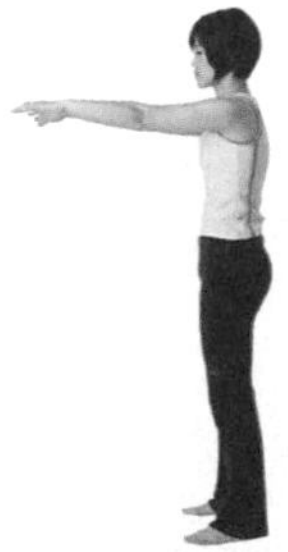

只有手部運動，沒有用腰部前後擺動。

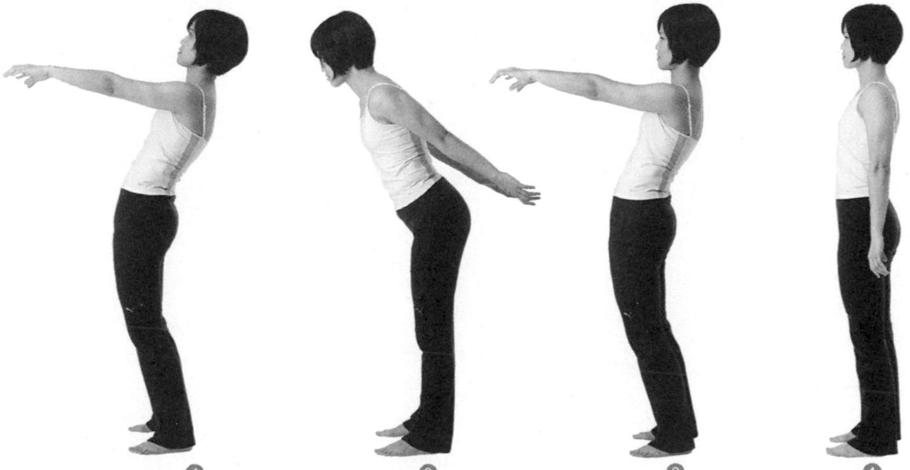

❹ ❸ ❷ ❶

體狀況良好下，每回可練習至三十分鐘。練習時間不要突然增加，應該循序漸進。

▼練習要訣

1放鬆去做，就在此時此刻，所有人間憂煩都已經被短暫隔離，只留下自由自在的呼吸。

2速度自然適中，保持規律和節奏，與自己身體既有的脈動相配合。

3體位正中，左右平衡。

4擺盪時以腰為軸心，同時促進丹田、命門及任督二脈的氣血循環。

5感受到身體擺盪時的平衡感及脊椎周圍「核心肌群」的訓練，緩解緊繃的肌肉，強化腰部肌肉及增進脊椎的穩定性。

禁忌：本運動是自然緩和的運動，但仍應

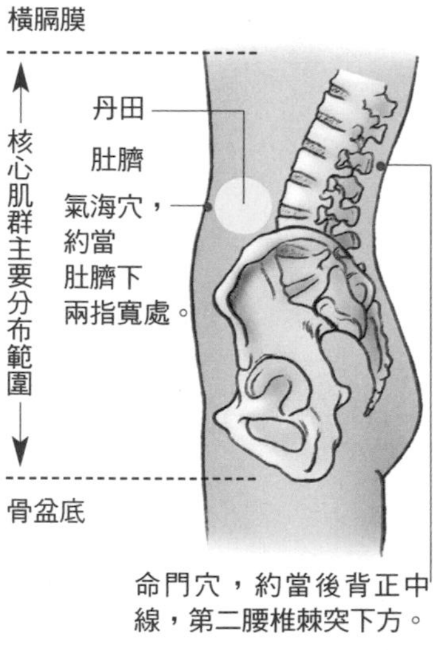

一般所謂丹田或下丹田，即位於肚臍以下的氣海穴附近。

核心肌群分布範圍及任脈氣海穴、督脈命門穴所在位置

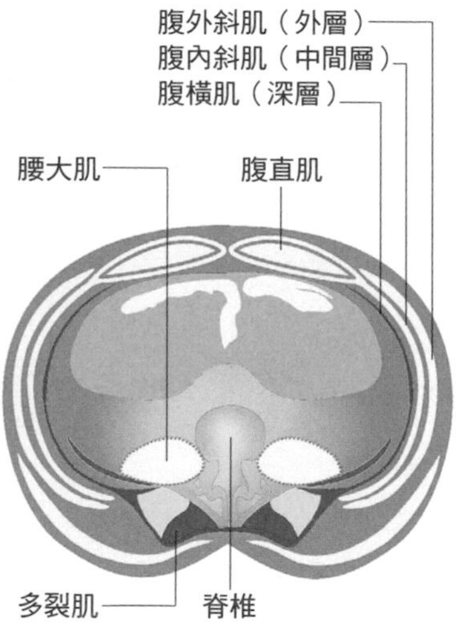

維持脊椎的穩定度與支持的力量，大致位於人體橫膈膜與骨盆底之間。

腰腹部核心肌群橫切面圖

視個人狀況來做，和所有的運動一樣，都不能勉強從事。運動的強度與頻率，均以自然舒適為原則。若有顯著退化性脊椎炎、脊椎滑脫症、椎間盤突出症、坐骨神經痛、腰椎手術後，或腰痛的急性發作者，需要緩和練習或避免練習。接受過手術的人，最好和原手術醫師討論後再進行練習。任何運動，包括我們一般常見的體操、跑步、球類運動，在操作後如果有不舒服，便應暫緩並評估這樣的運動是否適合，這是放諸各處皆準的基本原則。

▼你可以做得更好

1加入腹式呼吸，吸氣時腹部突出，吐氣時腹部收縮。可以一次呼吸一次擺盪，也可以一次呼吸多次擺盪，這兩種呼吸模式都可以練習。

2維持鼻吸口吐的呼吸方法。

3舌尖輕抵上顎。

4擺盪運動在你逐漸放鬆時，擺盪將不再侷限於腰、腹，而是往上至兩肩、頭頸，向下到兩臀、兩膝、兩踝，肘、腕、手也隨之擺盪。全身每一塊肌肉、每一個關節也會放鬆，回復到應有的正常位置，啟動你身體自癒的能力。

5經過用心的練習，敏感的人可能感受到小腹微微發熱或全身發熱、舒暢的感覺，而使你的收穫更上一層樓。

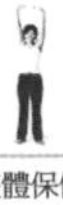

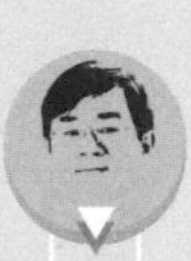

游醫師開講

腹式呼吸擺盪運動所強化的肌肉和刺激的經絡

脊椎是人體結構的中軸，就像支持帳棚中心的柱子。搭過帳棚的人都知道，光有中心的柱子是不夠的，必須在四周圍拉上固定的繩索，繩索必須有適當的張力，而且四周必須平衡，否則柱子就會搖來晃去。位於人體脊椎周圍的肌肉，就像固定的繩索一般，除了提供脊椎足夠的支持力與穩定度外，同時能分散脊椎的壓力，使其免於受傷。這些肌肉，我們稱為「核心肌群」。

正常狀況下，核心肌群可以有效保護軀幹。例如，你在提水桶時，肌肉群會先收縮以固定脊椎，這樣提水時就不會受傷。如果核心肌群功能不佳，你可能稍一不留神，腰就閃到了。嚴重的人，甚至打個噴嚏，腰就會受傷。長久下來，脊椎的毛病便層出不窮，造成慢性腰部肌筋膜炎、椎間盤突出、退化性脊椎炎、脊椎滑脫等疾病，而且不易痊癒。

核心肌群需要適當鍛練，而且是可以鍛練的。偏偏現代人的工作以久坐、久站為主要型態，特別是久坐，使核心肌群逐漸萎縮，甚至喪失功能，因而腰痠背痛的患者與日俱增。無力的肌肉為了支撐身體，只好變得更加緊繃，並把緊繃的狀態傳遞到身體的各個區域，導致全身性的痠痛，而且久久不易解除。

「腹式呼吸擺盪運動」提供核心肌群與其他腰背部表淺大肌肉群適當的訓練機會，同時協助肌肉放鬆，釋放不必要的壓力，並且強化肌肉群，使其足堪擔當日常生活，以及娛樂運動的需要。當擺盪產生的放鬆效應隨著一塊塊肌肉回歸常態時，「放鬆的訊息」便能逐漸傳遞到肩、頸、肘、腕、腿、膝，到達身體的每個角落，整個身體的機能便能被喚醒、紛紛修復，而重新獲得健康。

「腹式呼吸擺盪運動」可以有效促進人體任、督二脈的氣血循環。位於肚臍下的丹田，被認為是「氣」聚集的地方，約當任脈上的氣海穴，位置約在臍下兩指寬左右。位於背部約第二腰椎棘突的下緣，是督脈的命門穴；顧名思義，是人體生命的根本，是先天氣（也就是「元氣」）的所在。若能得到適當的鍛練，這兩個地方將能促進整體體能，並使人感到精神煥發。

運動2

兔跳運動

增進肌力和心肺耐力、促進氣血循環

▼專門改善：運動續戰力不佳

腹式呼吸及太極拳等內家氣功，在不要求提高心跳速率的前提下，就能提升相當程度的心肺耐力。有氧運動的觀念則認為，運動時必須讓心跳速率提高到最高心跳率（等於二二〇減去年齡）的六十%到八十%，並維持三十分鐘以上，才容易對心肺耐力產生益處。事實上，這兩種方法可以並行不悖、相輔相成，同時對我們的健康有所助益。

「兔跳運動」是個很有趣的運動，兼具氣功和有氧運動的特色，而且練習不拘場地，所以只要身體狀況容許，就應該經常練習。它可快速強化整體肌力，特別是身體下盤的力量。此外，還能增進心肺功能、促進全身氣血循環，對運動時容易呼吸急促、下肢痠痛的人，特別有效。

▼運動步驟

1選擇地面平坦的場地。兩手輕輕抬起，手肘彎曲下垂，手腕也自然下垂，置於身體兩側。❶

2抬起一腳，以著地的另一單腳原地輕跳兩次，同時兩手往下揮動兩次。換腳，原著地的腳抬起，原抬起的腳落地，原地輕跳兩次，兩手也同時下揮兩次，反覆此一動作。❷❸

3重複上述動作，不限次數，從練習五至十分鐘開始，可逐漸增加時間，以合乎體力為原則。每日一至二回，建議早晚練習。

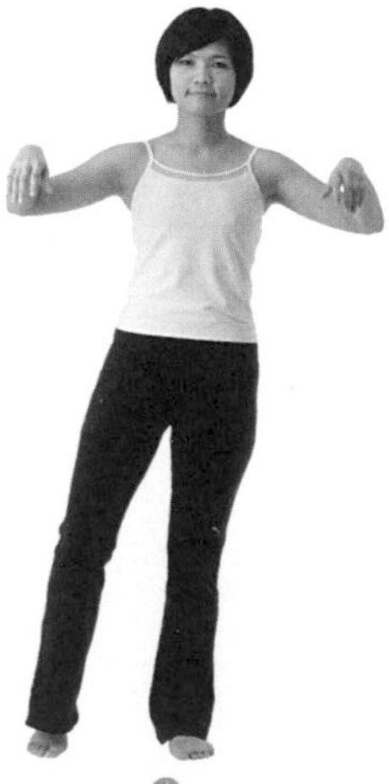
❶

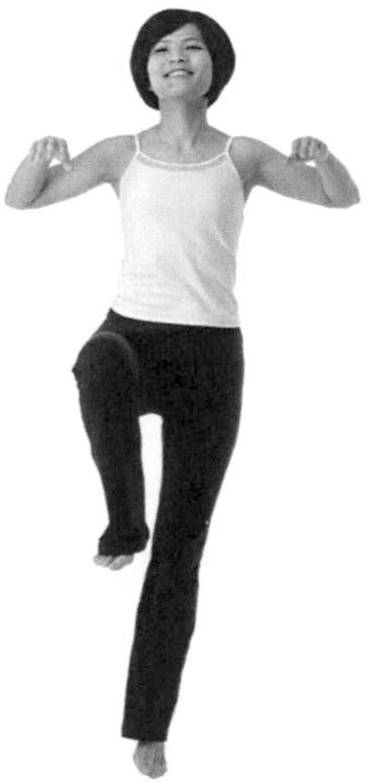
❷

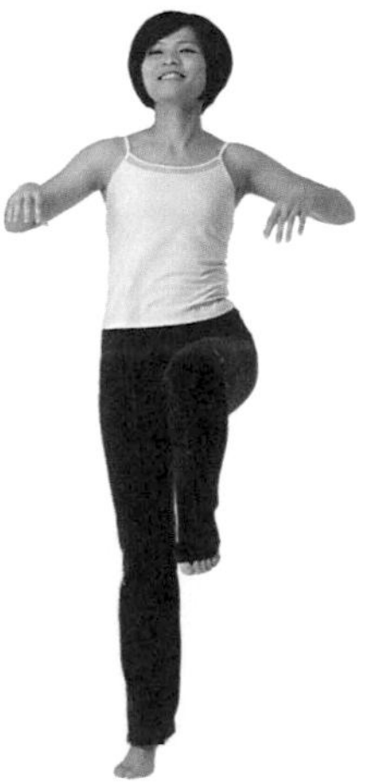
❸

▼練習要訣

1既然稱為「兔跳運動」，在動作進行時，要以輕快自然為原則。

2跳躍時，把握左右側重心的交換與平衡。兩手的揮動，可增加平衡並帶動上半身運動。同時加入節奏感，可播放適當輕快、節奏明朗的背景音樂。

3運動時，心跳速率會顯著增加，但以不超過最高心跳率的七十％為原則。

注意：有下肢關節炎、脊椎炎、椎間盤突出等不宜跳躍的疾病，可採原地跕腳兩次方式來取代。運動以舒適自然為原則，不可勉強。

▼你可以做得更好

1加入腹式呼吸，一吸兩吐。隨著兩手向下揮動吐氣兩次，中間停頓時吸氣。吐氣時要短捷有力。

2變換腳步時可增加身體傾斜度，鍛練整體平衡統合的力量，並藉由重心的改變，帶動全身的放鬆。適度放鬆時，敏感者會感受到雙手五指氣血通暢的酥麻感。❹

3你可以感覺自己是隻愉快自在的兔子，正逍遙地在原野中跳躍。

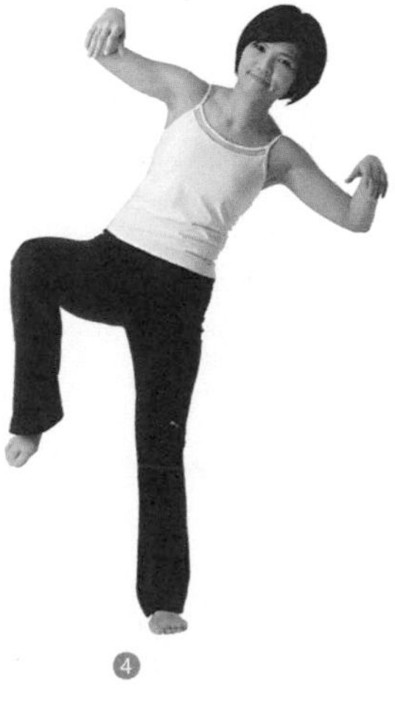

❹

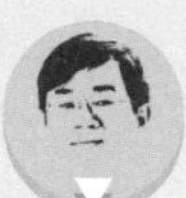

游醫師開講

「兔跳運動」兼具有氧運動與氣功外氣鍛練的特色，以下半身為主導，上半身呼應。可隨個人體能狀況與喜好，調整運動速率與幅度，提供適當強度的心肺耐力與肌耐力訓練，促進內臟活動與柔軟度，同時提升平衡感與整體協調，有效而安全地強化身體對外在環境變化的抵抗力。

吸一口氣、吐兩口氣的訓練，配合跳躍時產生的壓力與節奏感，可積極推動氣血循環。特別是位居腳底屬於腎經的湧泉穴，獲得「如湧出的泉水」般的脈動，精力與精神力都會明顯增進。兩手輕快的揮動有助於上肢六條經脈的刺激，而達到上肢手腕的保健效果。（請參考第二一四頁圖：上肢運動主要激勵強化的經絡穴位）

運動3 側身壓掌運動

改善整體協調力、提升爆發力、減少扭傷機會

▼專門改善：手腳協調力欠佳、精力不足

「側身壓掌運動」是以「下壓掌」的力量為主導，腰的旋轉為樞紐，同時驅動

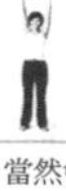

上半身與下半身相互為用，達到合作無間的整體協調。除了含有極簡運動的基本要素外，更加入了爆發力的訓練，使身體學習在柔軟有彈性的狀況下，承受瞬間加強的力量，更能應付日常生活中突然產生的壓力，減少扭傷、閃到的機會。對手腳不靈活、身體反應遲緩的人很有助益。

▼運動步驟

1 兩腳平行站立，與肩同寬，兩手自然下垂，肩膀放鬆。❶

2 右肘輕輕提起，略高於肩，前臂維持自然下垂；同時以腰為樞紐，身體轉向左方四十五度。❷❸

3 瞬間手掌向下壓到底，手臂完全伸直，右肩隨之下沉，像是要將某個物件往下壓。❹

4 左肘輕輕提起，進行前面敘述的相同動作，同時身體轉成向右約四十五度。

5 左右交替，重複以上動作。左右各做一次下壓掌算一下，每回練習二十至三十下。每日練習一回。

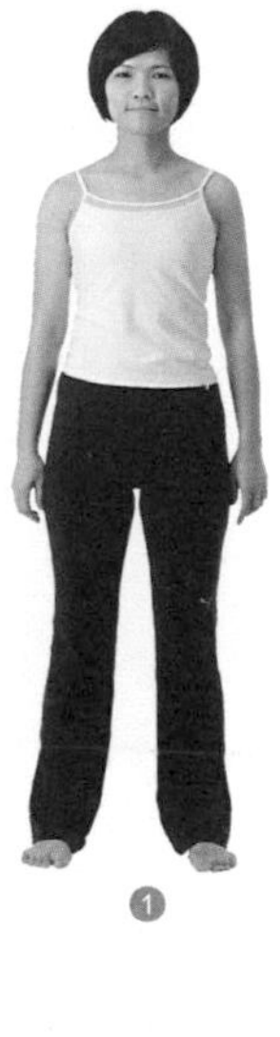

❶

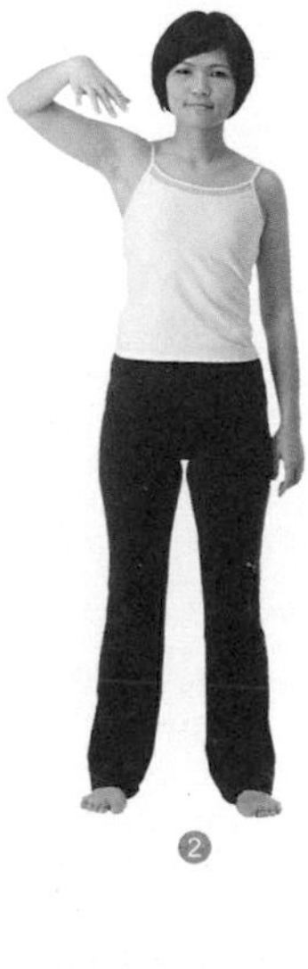

❷

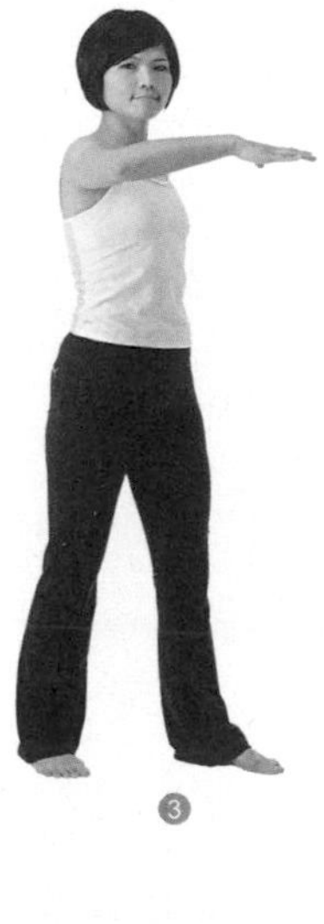

❸

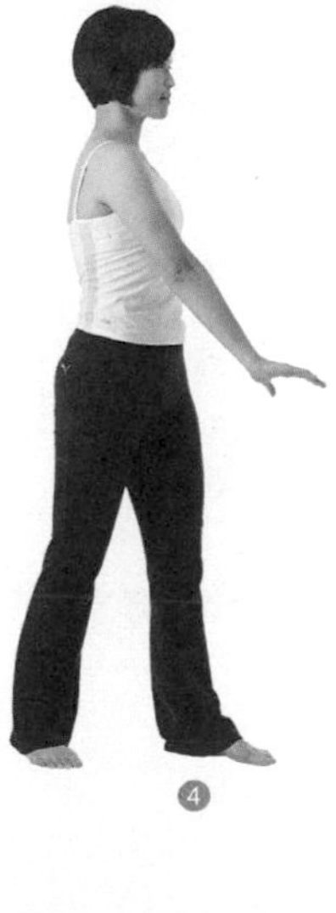

❹

▼練習要訣

1 運動時肩膀放鬆不用力，手抬起時，感覺動力在手肘；手下壓時，感覺動力在掌心。手掌下壓時因掌心使勁，會使得手指微微向上揚起。

2 身體轉向左側或右側時，感覺腰部為主要動力，可帶動左右腳掌自然轉向左側或右側，使身體保持正直及重心平衡。

3 運動時可加入節奏感，使動作更加流暢。

▼你可以做得更好

1 加入腹式呼吸。手肘提高時吸氣，手掌下壓時吐氣。吸氣舒緩自然，吐氣短促有力。吐氣時自然發出「喝」聲！

2 肩頸部自然放鬆，隨著手掌下壓時，促使上半身肌肉自然受到某種強度以上的牽引，而得以舒展緊繃的壓力，恢復應有的彈性與柔軟度。

3 敏感者會隨著手掌下壓而覺得掌心及手指有麻熱感。

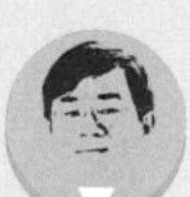

游醫師開講

　　脊椎、關節的退化，韌帶、肌腱慢性發炎等慢性傷害，一方面固然是因為反覆的外在壓力（如重複性的工作模式）引起，但更重要的，是因為我們不懂得如何放鬆。側身壓掌運動可讓我們學習局部使勁，然後帶動整體放鬆的技巧，對防止老化有意想不到的好處。以掌帶動的瞬間力量，對匯集在手的六條上肢經脈，會產生強而有力的刺激，對心肺功能與整體機能的活化，也有很好的效用。此動作熟練後，對一般體能競技的能力，也能有良好的提升，使身體能承受瞬間的壓力，減少運動傷害的機會。

【極簡運動對症篇】

功效：重建肩頸部耐受力、活化心肺功能、舒緩上肢及肩頸肌肉僵硬、調理內臟功能、伸展背部肌肉、強化背部經絡循環、恢復肩關節活動度、強化體質、提升肩關節活動力、消除積勞與壓力

5 肩頸上背運動療法

科技的進步改變了人們的生活及工作型態，雖然勞力的負荷減少了，但肩頸部的壓力卻越來越重，因為長期低頭做事、埋頭苦幹，已對現代人的肩頸部產生重大的負擔。當姿勢不正確或偏斜時，會使得肩關節的活動度下降，關節囊緊縮、肌耐力下降，造成肩關節疼痛及活動障礙，特別是導致後旋與外旋困難，此即一般常說的「五十肩」。近來發生的年齡層逐年往下降，在門診中常看到患者明明不到四十歲，卻飽受其苦。

極簡運動的一項重要特色，就是帶領著大家去鍛練「平時不鍛練或忘了鍛練的地方」。要緩解肩頸部的疼痛、強化此部分的功能，首先要放鬆、舒展緊繃僵化的軟組織與關節；其次是強化肌肉與筋膜的支持力，這樣才能維持良好的姿勢，增進靈活度。針對肩頸上背的運動有五種，每個動作步驟都很簡單，我們只需花很少的時間來強化這些弱點，就能保有輕鬆自在的肩頸，擁有神清氣爽的頭腦與精準的判斷力。

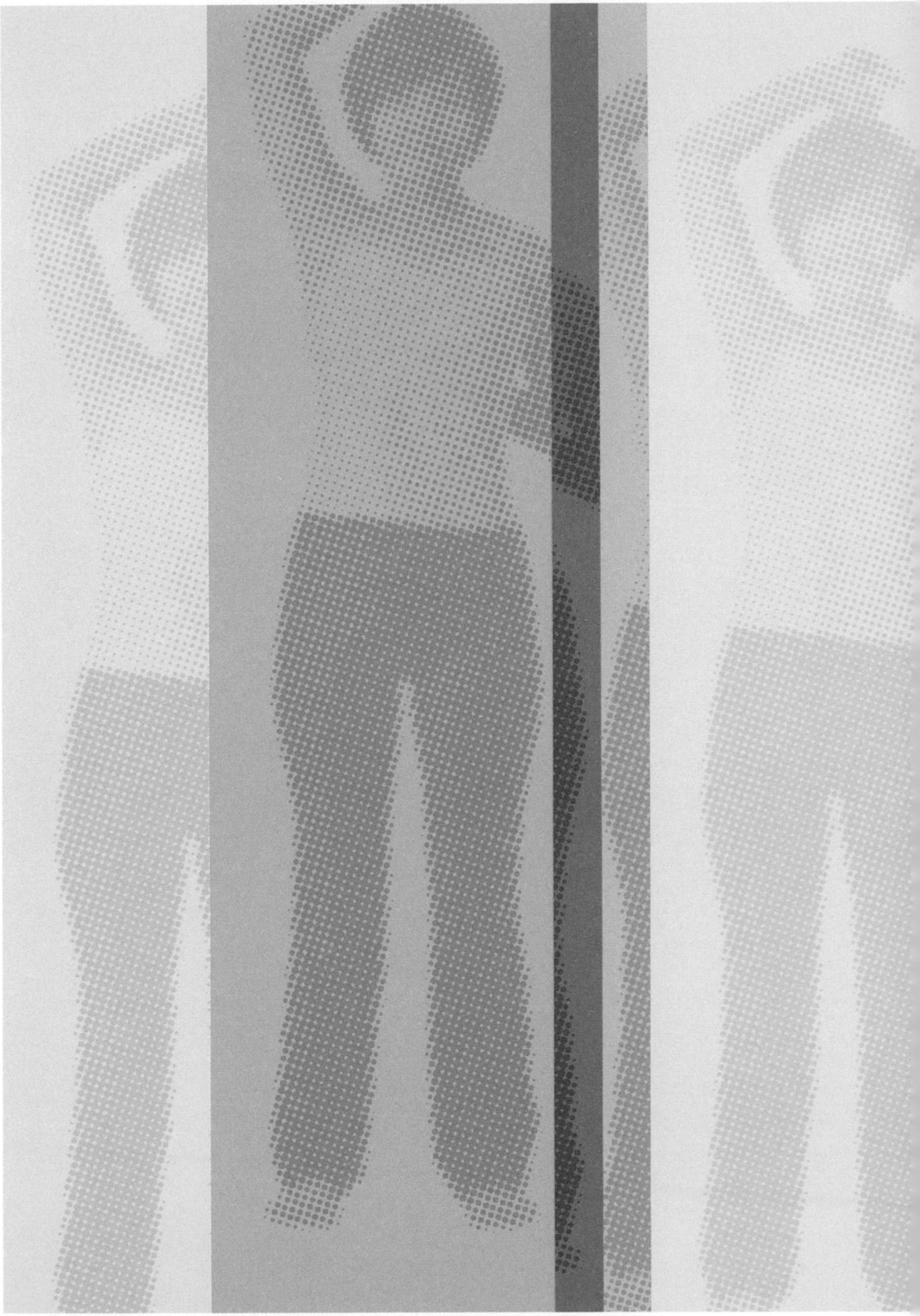

◎肩關節活動受限，手臂無法由身體側面順暢抬起。

無紅腫熱痛者，先局部熱敷15~20分鐘。

運動4：爬牆運動

運動1：肩前運動

運動2：雙掌上頂運動

運動5：肩後旋運動

◎肩頸上背無異常或不適

運動1：肩前運動
運動2：雙掌上頂運動
運動3：擴背運動

（依順序漸進練習）

◎肩關節活動受限，手臂由身體側面抬起順暢，但無法充分摸背。

無紅腫熱痛，但練習不易者，先局部熱敷15~20分鐘。

運動5：肩後旋運動

◎肩頸上背無異常或不適

運動1：肩前運動
運動2：雙掌上頂運動
運動3：擴背運動

※注意事項：此導覽圖僅供參考。若肩頸上背有任何不適，請務必先就醫診治，再依照個人所需，選擇上列適當運動方式。

肩頸上背運動療法導覽圖

說明：請針對你的體能和健康狀況，依照箭頭指示，找到適合自己的運動療法。

◎肩頸上背無異常或不適

↓

運動1：肩前運動
運動2：雙掌上頂運動
運動3：擴背運動

◎頸部僵硬，並延伸至頸側及胸前。
◎胸口鬱悶、擴胸不易。
◎肩關節前側緊繃痠痛
◎胸部有壓觸痠痛點
◎肱二頭肌肌腱炎

↓

運動1：肩前運動

◎肩頸僵硬緊繃，易疲勞，易痠痛，但肩膀無顯著活動障礙。
◎肩膀痠痛延伸至胸部側面或背後。

↓

運動2：雙掌上頂運動

◎上背部痠痛緊繃，尤其是兩肩胛骨間肌肉痠痛。
◎上臂後側痠痛、肩胛骨下方痠痛緊繃。
◎三角肌肌腱炎

↓

運動3：擴背運動

運動 1

肩前運動

重建肩頸部耐受力、活化心肺功能

▼專門改善：肩頸關節活動受限、胸悶、胸痛、脖子僵硬

肩關節是人體活動範圍最廣的關節，大家只要動一動，就會發現它幾乎每一個方向都具有相當程度的活動能力。因此如果關節本身、周圍的關節囊、滑液囊、肌肉、肌腱等發炎或受損，就會為生活帶來極大的不便。

肩頸部反覆受傷、長期負重、固定姿勢不動，常會導致肩關節活動受限，胸悶胸痛、脖子僵硬。疼痛還可能擴展到胸骨與肋骨所在處及連接處，延伸到上臂而產生痠痛無力，甚至麻痺的感覺。緊繃不適可傳達到整個頸部與上背部，造成疲勞易怒、頭腦昏沉、力不從心，使得工作效率下降，生活樂趣減少。「肩前運動」是重建肩頸部功能與耐受力、提振活力的第一個重要運動。

▼運動步驟

1 雙腳與肩同寬，平行站立。

2兩手十指交扣，置於後腦枕骨處。❶

3肩膀放鬆，頭微仰約十五度，目光平視，看著遠方。以兩肘為施力點，向後方擴展，帶動肩部往後擴展，胸部隨之挺出。❷

4兩肘向後伸展到底，維持張力不動約十秒鐘。

5放鬆兩肘自然彈回，輕輕靠近。頭部可輕輕下垂，體會放鬆的感覺。❸

6伸展時加入節奏感，帶著輕快的節奏默數十秒。

7每回重複上述動作十至二十次，剛開始一日練習四回，等恢復健康後，早晚各練習一回，維持功效即可。

▼練習要訣

1兩手相扣，置於腦後，利用十指相扣以及雙手緊貼後腦的壓力，形成自然的支點，使得肩膀可以放鬆。練習上最常犯的錯誤，是肩膀用力上提，甚至產生緊繃。❹

2頭部放鬆，是利用手肘向後伸展，自然產生的牽引作用。另一個容易產生的錯誤，是頭部太低或頭部過高。

3雙眼焦距放遠，想像自己看著遠方雄偉壯麗的玉山。頭部彷彿靠在

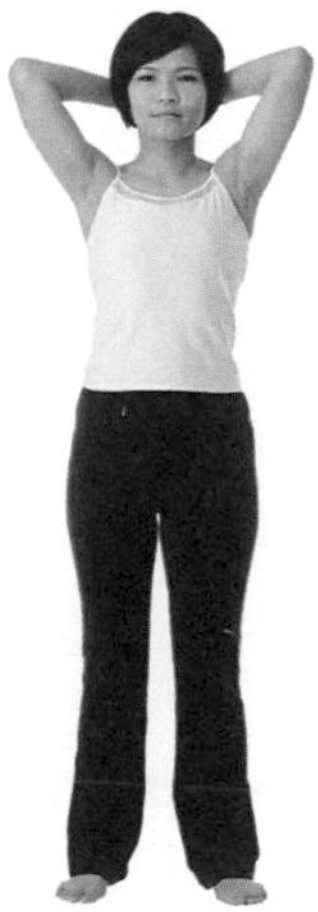
❶

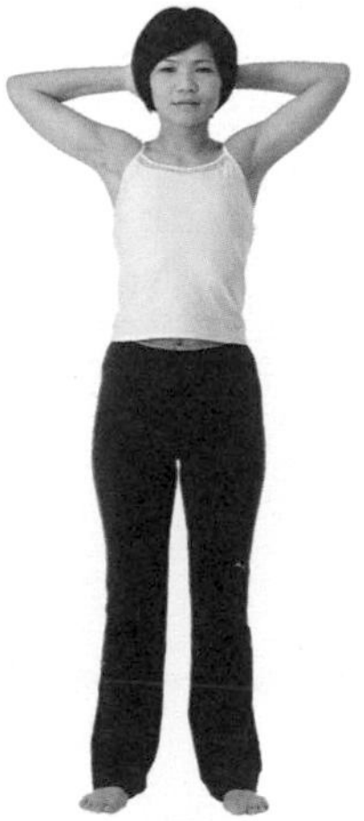
❷

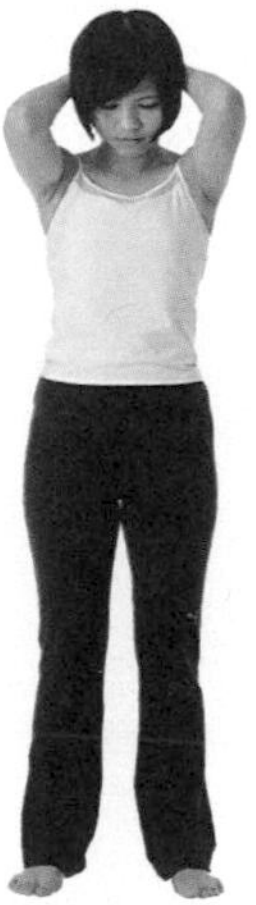
❸

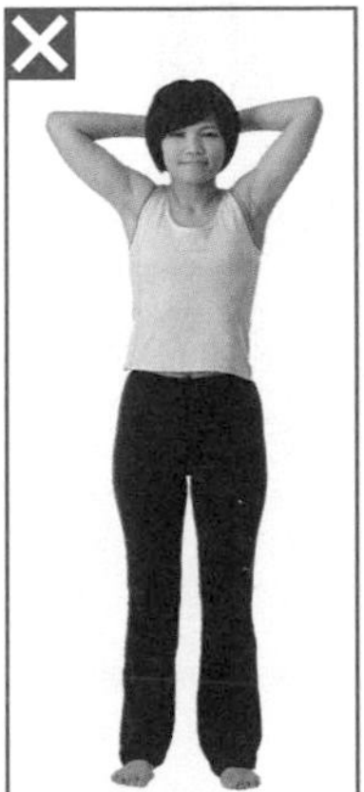

肩膀用力上提

❹

✕

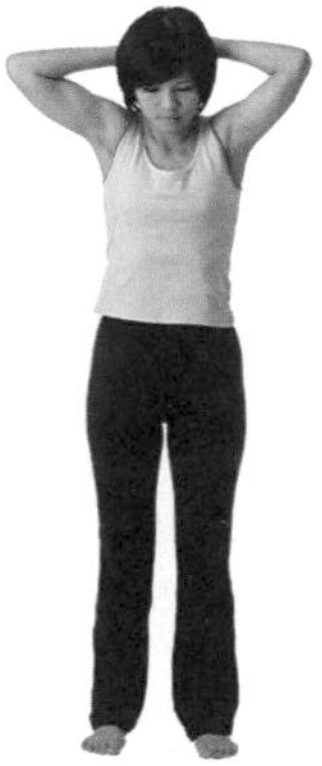
頭部太低

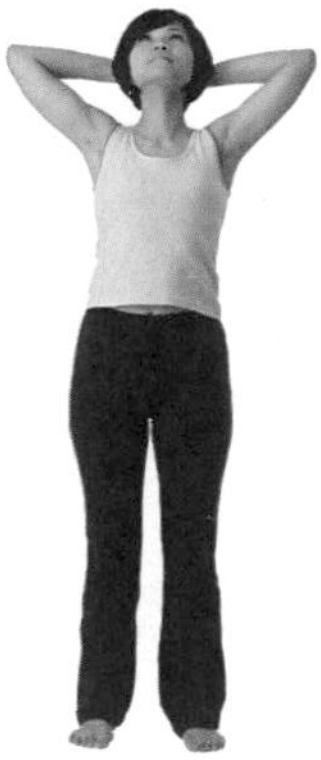
頭部過高

由兩手相扣而成的枕頭上，上半身微微後挺，就像徜徉在大自然的美景之中，感到心曠神怡。

4感受到兩肘、兩上臂、兩肩、胸部、胸骨與肋骨交界處，以及相關的肌肉韌帶，都能舒適地完全伸展。關節間的僵硬也逐漸鬆開。

5運動以自然為原則，不能勉強。如果是肩關節或胸肋關節活動範圍已受到限制的人，運動時可能會產生輕微痠痛。在沒有嚴重發炎（如局部紅腫熱痛）的狀況下，可用熱水袋局部熱敷十五分鐘後，再進行運動，這樣便可得到良好改善。如果有顯著疼痛，就要減緩運動或停止練習。

禁忌：急性肩關節脫臼或習慣性脫臼的患者宜避免，或在醫師指導下進行。

▼你可以做得更好

1加入腹式呼吸。兩肘往後張時以鼻吸氣，維持姿勢時可繼續吸氣或自然閉氣，放鬆時吐氣。吐氣時口微張，可輕輕發出如歎息般的聲音，把憋在胸口的悶氣、廢氣、乃至怨氣都一吐而盡。

2舌尖輕抵上顎。

3手肘的後展要慢慢做到極限，向後超過兩肩的連線。此時敏感者會感到由胸口沿著肩膀及上臂、手肘微微發熱，此處的肌肉關節將獲得良好的滋潤濡養而恢復功能，肩膀與頸部也會跟著輕鬆靈活起來。

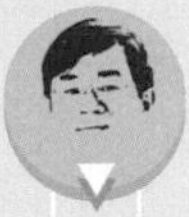

游醫師開講

肩關節需要適當的活動，才能維持良好的功能，但千萬不能強用暴力，以免造成更大的傷害。尤其是關節變僵硬時，如常見的冰凍肩（五十肩）患者，往往因不當拉扯而使病情加重。關節周圍的肌肉群，在練習「肩前運動」時可以獲得適當的伸展與強化，特別是位於胸部及肩關節前面的胸大肌、胸小肌、三角肌、肱二頭肌及旋轉肌群；而位於後背的闊背肌及胸側的前鋸肌等平時不易訓練的肌肉，也可獲得強化。透過「肩前運動」反覆而溫和的動作，還能使包覆在肩關節周圍的關節囊，變得更有彈性、更穩定，讓關節活動範圍變大，特別適合關節活動受限的人鍛練。

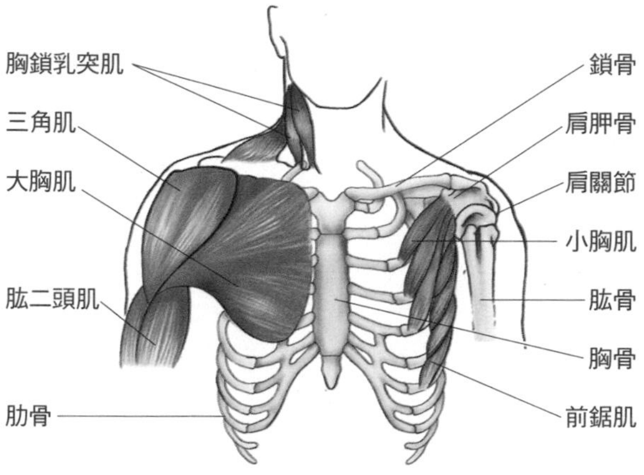

肩前運動所訓練強化的
主要關節和肌肉組織正面圖

以肩關節前側結構、胸大肌、胸小肌、三角肌、前鋸肌為主。

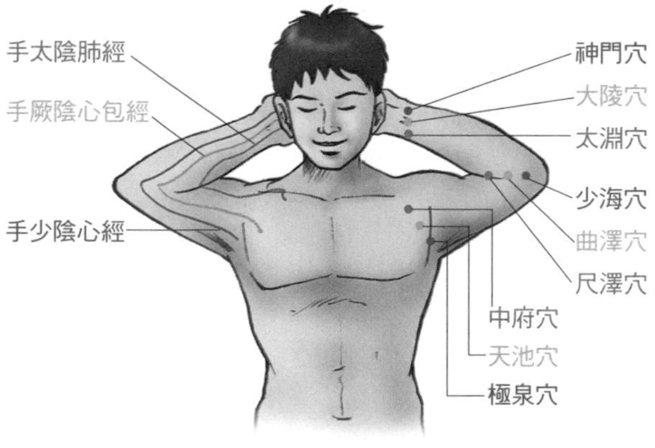

肩前運動主要激勵強化的經絡穴位

有些人在做了這個運動後，會發現某部分肌肉特別痠痛。這種情況往往出現在日常生活中不會用到或很少用到的肌肉，以致於稍稍一活動，就會出現痠痛。如果是這種情況，只要經過局部熱敷，休息一下，很快就會恢復，可以繼續練習或減量練習。再經過一兩週，當肌肉力量恢復應有的水準時，你不但不會疼痛，而且會變得更加強健有力。

如果我們能以放鬆自在的心情從事肩前運動的練習，位於肩臂前方的經絡便可獲得適當的導引，使得氣血循環暢旺；敏感的人可能感覺到由胸部開始，沿著手臂內側到手掌心，會出現一股溫溫熱熱或麻麻的感覺，這種感覺常令人感到很舒服。但是每個人的感受性不一樣，即使沒有感覺，效果仍舊存在。這些受到激勵強化的經絡，主要在於肺經、心經、心包經，因而對心肺功能同時能產生良好的保健效果。

運動2 雙掌上頂運動

舒緩上肢及肩頸肌肉僵硬、調理內臟功能

▼專門改善：肩膀、背部痠痛，肩關節活動障礙，精力不足，新陳代謝不良

現代人通常採取固定姿勢進行工作，即使活動量不小，也常是反覆的動作，缺乏大開大合的運動，造成上背部及肩頸部肌肉僵硬的情況特別嚴重。「雙掌上頂運動」可以幫助伸展上背部肌肉，緩解因肩頸僵硬引發的肩膀、胸部痠痛，同時還能協調身體經絡循行，促進新陳代謝。

事實上，這個動作深受各種運動派別的青睞。你只要起個大早走一趟公園或運動場，就會看到有人在做類似的動作，可是都略有不同。《易筋經》把它稱

為「韋馱獻杵第三式掌托天門」；八段錦中則稱為「兩手托天理三焦」；也有人稱為「羅漢托天」、「哪吒托天」、「彌勒托天」，這表示這個動作對身體必然有很大的益處，而且不僅僅止於筋骨，對全身的健康，特別是內臟的濡養，都有相當大的功能。

▼運動步驟

1 雙腳與肩同寬，平行站立。

2 肩膀放鬆，腰部放鬆，腰部有下沉之感。兩手自然下垂。

3 兩手指尖相對，掌心向上，由小腹前緩緩抬起，像是用雙手捧物般。❶

4 慢慢抬至胸前，兩手反掌，掌心向上，往上像是在托物。繼續上托，直到兩手完全伸直。❷❸

5 維持兩手上托姿勢，心中加上節奏，默數十秒鐘。手須伸直，感覺能將重物托住。你可以想像自己正托著天，或是捧著一個發出黃澄澄亮光的大元寶。

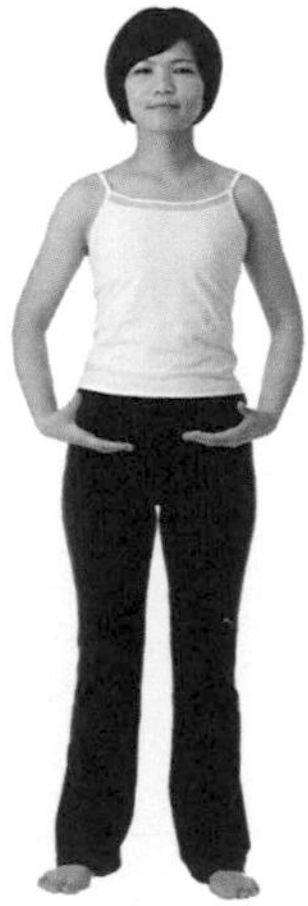

❶

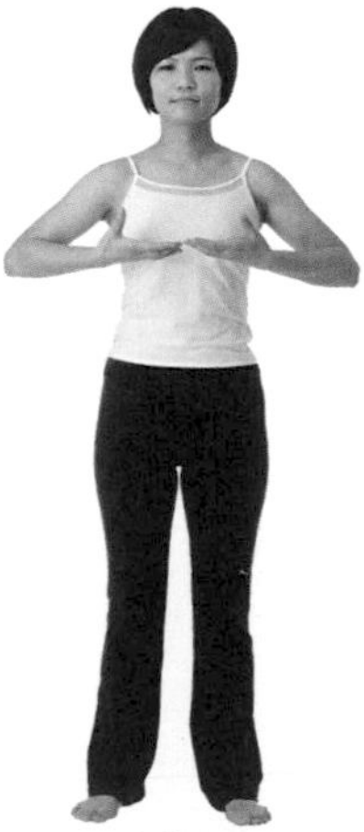

❷

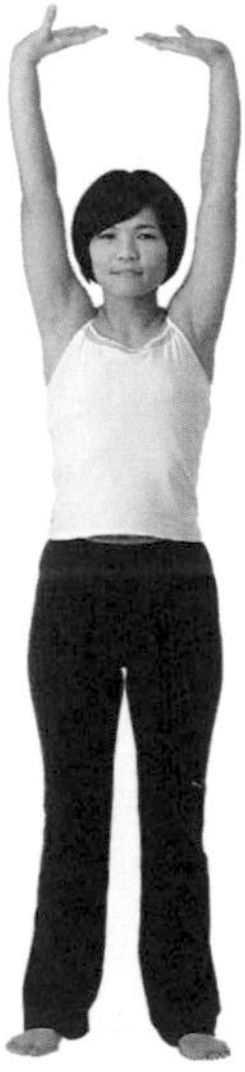

❸

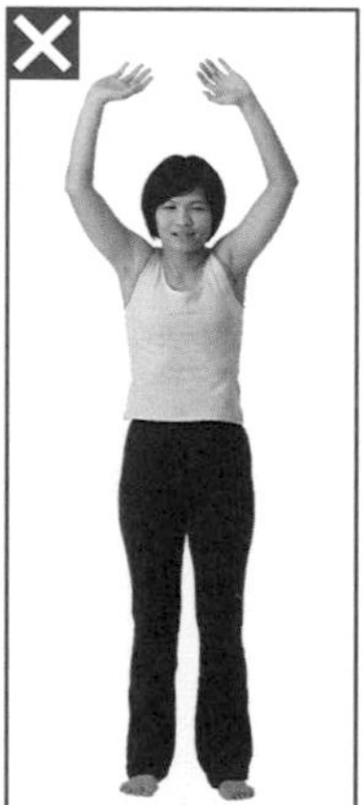

手沒有伸直

6兩手往左右慢慢分開，由身體兩側回到身旁。

7重複以上動作。每回練習十至二十次，一日四回。等熟練後，早晚練習即可。

▼練習要訣

1練習時，要有捧物或者托物、托天的感覺。

2兩手指尖維持相對，才能穩定。

3如果兩手分開不太好做，可以兩手十指交扣，這樣會比較容易施力。❹

4如果肩膀很緊，抬不上來，可從低的位置做起。兩手相扣後反掌向外推出。從腹前、胸前，逐步往高的位置推升，慢慢提高關節的活動範圍。❺

5運動以自然為原則，不能勉強。若因關節活動受限，運動時可能產生輕微痠痛。在沒有嚴重發炎下（如局部紅腫熱痛），可用熱水袋局部熱敷後再做，從較低的位置慢慢往上練習。

禁忌：急性肩關節脫臼或習慣性脫臼者宜避免，或在醫師指導下進行。

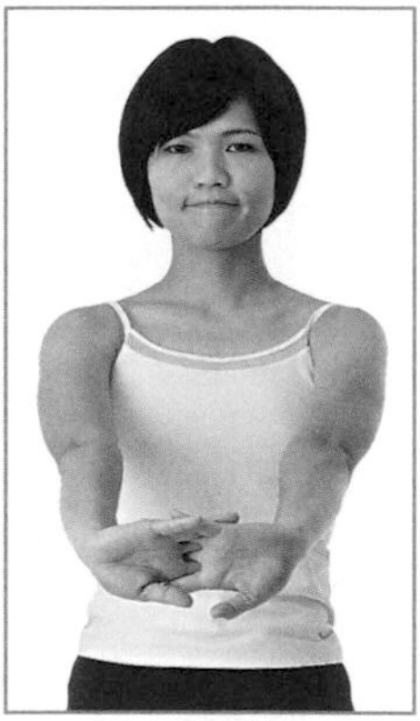
❹

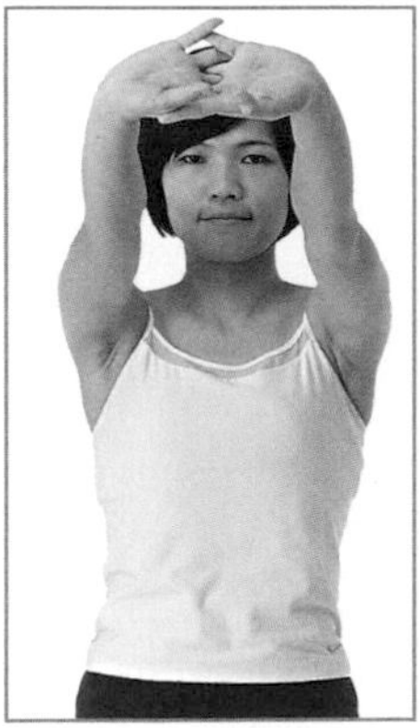
❺

▼你可以做得更好

1加入腹式呼吸。兩手上捧時吸氣，上托時吸氣。上托到底時繼續吸氣或自然閉氣。兩手緩緩放下時吐氣。吐氣時口微張，由口吐氣，將體內的廢氣吐盡排空。

2舌尖輕抵上顎。

3無論是兩手捧起、上托、或上托到底時，都維持手指尖兩兩相對。此時敏感者會感覺十指尖有熱氣或麻麻的感覺。麻或熱感也可能沿著雙手傳到上臂及全身，特別是在兩手向上伸直到底時。

4兩手上托到底時要感覺撐住，敏感者手心中會覺得有熱氣，彷彿撐著一片金色光芒。

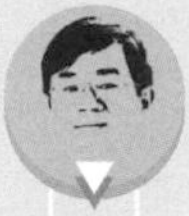

游醫師開講

「雙掌上頂運動」看起來像是肩部上肢的運動，實際上卻能牽動全身。當雙手上托到底時，除了肩部上肢獲得更充分的伸展外，整個上背部的肌肉同時也被鍛練了，包括背部淺層的斜方肌、潤背肌、岡上肌，及較深層的提肩胛肌與大小菱形肌。

此一運動同時也激勵兩側上肢的經脈，除了在前面「肩前運動」所提到的肺經、心包經、心經外，對於上肢背側的大腸經、三焦經、小腸經也產生促進氣血通暢的作用。不過，在它的傳統名稱中提到了「理三焦」，這表示它不僅能強化肢體，更有調理內臟功能的作用，所以才會廣泛受到推崇。

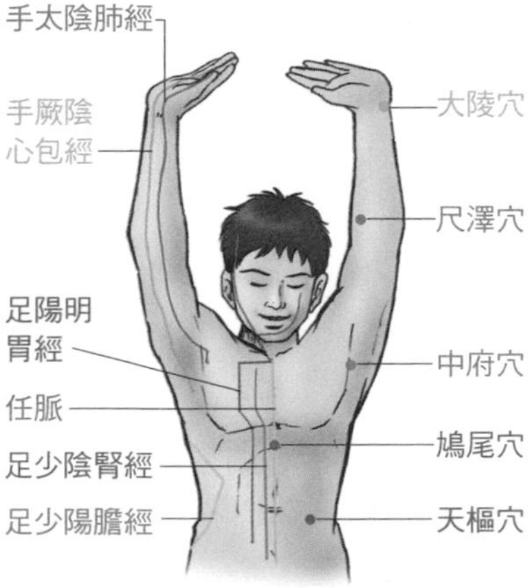

雙掌上頂運動所激勵的
部分經絡穴位（身體腹側面）

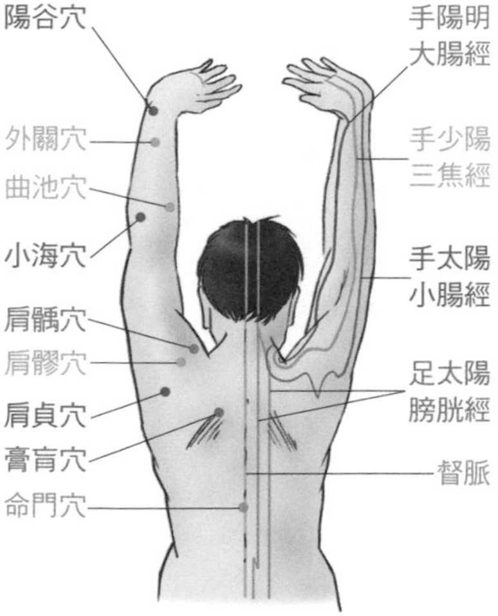

雙掌上頂運動所激勵的
部分經絡穴位（身體背側面）

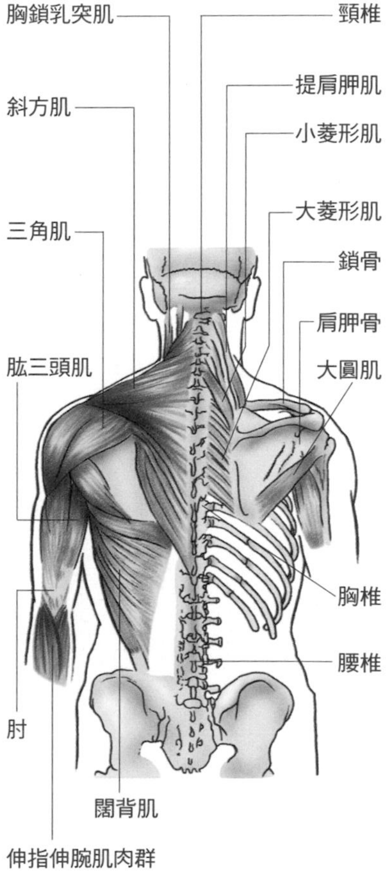

雙掌上頂運動主要強化訓練的
肌肉與關節（身體背面）

運動3

擴背運動

伸展背部肌肉、強化背部經絡循環

▼專門改善：肩頸部疼痛、上背部疼痛、膏肓痛

透過脊椎、胸廓及兩肩的支持，我們得以維持上半身的體態。人類遠遠優於其他動物的上肢活動，便是架構在這樣的基礎上。因此，無論是工作或娛樂，我們的上背始終保持在某種程度的緊張。從小我們常做「挺胸」的動作，卻很少做「擴背」的動作。久而久之，上背疼痛的問題可是一點也不少見，隨著老化的過程，背部肌肉的衰退也往往最快。疼痛常常持續出現在兩肩胛之間、臨近「膀胱經」的膏肓穴，因此上背疼痛也常被稱為膏肓痛。（事實上，應該稱為膏肓穴痛。膏肓所指可能為胸部深處、心臟所在的縱膈腔，所以古人說「病入膏肓」，是指極嚴重的致死疾病，與此不同。）

因後方胸廓活動性較小，平時很難鍛練到上背部。「擴背運動」提供了可行的解決方式，只要依據個人的體能狀態循序漸進練習，便可伸展平時不易活動到的背部肌肉，進而緩解兩肩胛骨間的肌肉痠痛。

▼運動步驟

1此式坐立皆可。

2兩臂平舉，兩手手背相抵，手指自然下垂，手臂呈水平狀。肩膀放鬆。❶

3運動時以手腕及手背為支點，兩側手肘互相靠近，將伸展的力量延伸到上背，使上背部微微拱起，肩胛骨及兩肩胛骨間的肌肉受到充分的伸展。❷❸

4維持兩肘靠近及背部肌肉伸展十秒鐘，放鬆後兩肘自然彈回，回復到準備動作。

5伸展時加入節奏感，默數十秒時帶著輕快的節奏。

6每回練習十至二十次，一日練習四回。上班族或電腦族累的時候，或感覺上背部肌肉緊繃時，可做為休息時活動筋骨的動作。

▼練習要訣

1兩側手背輕抵，形成支撐點，不必用力。腕部活動有困難的人，只要兩手互相靠近即可。

2運動時肩膀放鬆不用力，越放鬆，越能牽引到肩後及上背部的肌肉

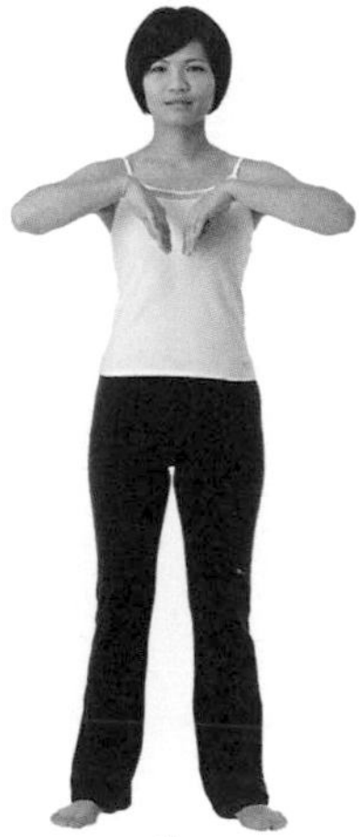
❶

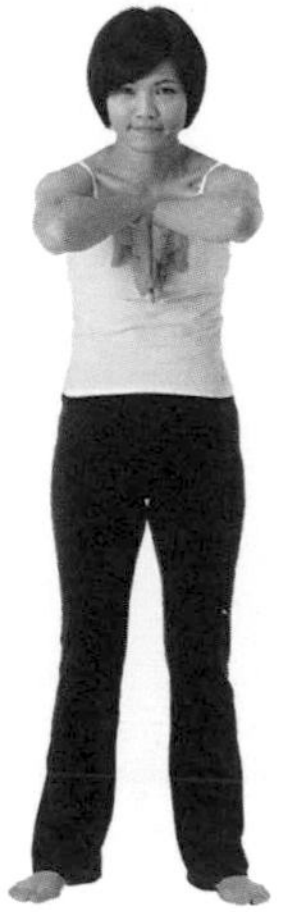
❷

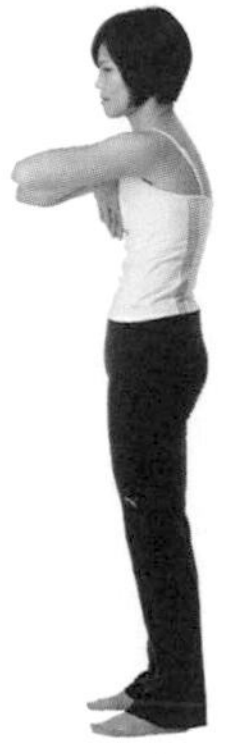
側面圖

❸

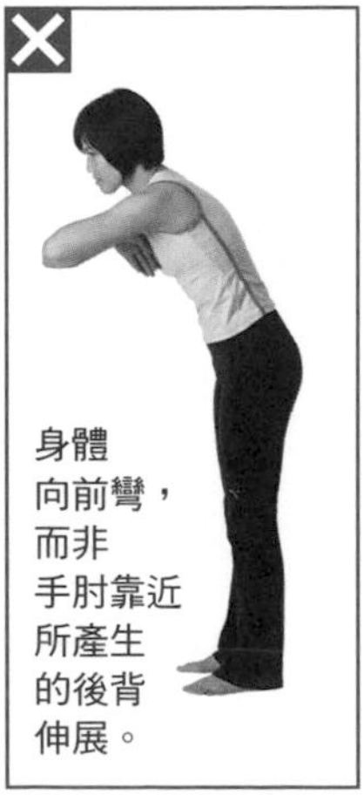

身體向前彎，而非手肘靠近所產生的後背伸展。

與筋膜。運動的動力在手肘，感覺到是由手肘間互相靠近，來完成整個動作。

3運動以自然為原則，不能勉強。肩背僵硬者剛開始可能覺得兩肘很難靠近，不必灰心，因為這是一個平常被人們「忘記」的動作，經常反覆練習，兩肘的距離便會拉近。但更重要的是要「拉背肌」，而非「拉肘」。如果不容易體會肩胛骨間的伸展，可將兩肘上下輕輕搖擺，就容易抓到肌肉活動的感覺了。

▼你可以做得更好

1加入腹式呼吸。兩肘靠近時吸氣，到底時繼續吸氣或自然閉氣，放鬆時吐氣。鼻吸口吐，吐氣時將鬱積在肩膀、背後的壓力與廢氣，都一吐而盡。

2舌尖輕抵上顎。

3手肘靠近時，帶動兩肩也向前靠近，使得上背部受到充分伸展。此時敏感者會感覺兩肩之間微微發熱，並沿著兩肩與上肢背側傳遞，久經壓力的後頸肩背得到按摩與舒展。

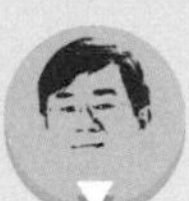

游醫師開講

「擴背運動」不是我們日常生活中熟悉的動作，需要一些練習才能做得理想。傳統上，這個動作還被稱為「白鶴斂翅」，顧名思義，就是將兩肘靠近，像鶴鳥將兩翅收斂靠近一樣。

「擴背運動」可以強化位於胸椎周遭穩定脊椎的肌肉群，又能有效伸展位於背部的大菱形肌、小菱形肌、棘上肌、棘下肌、斜方肌與闊背肌等。（參考第一六五頁圖：雙掌上頂運動主要強化訓練的肌肉與關節）

此一運動可以有效促進肩頸背部經絡的循環，包括小腸經、三焦經，尤其是位於背部的「督脈」與「膀胱經」。督脈位於背部中軸，與神經、呼吸、消化、泌尿生殖及運動系統關係密切，也被認為和人的精力有關。膀胱經則是人體最長的經脈，起於眼睛內側，跨過頭頂與整個背部，沿下肢背側面到足部小趾末端，其路徑遠超過任何解剖結構，可謂貫串全身。因此，「擴背運動」的訓練雖然主要在上背部，但也能強化腰部與下肢力量，值得天天練習。

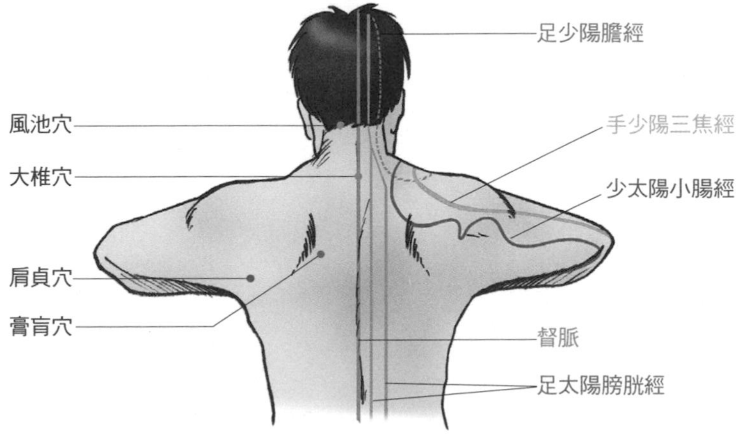

擴背運動主要激勵的經絡穴位

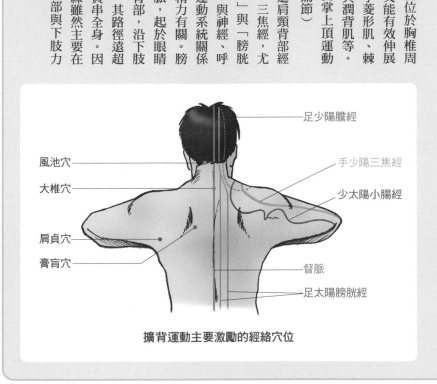

▼專門改善：五十肩、肩部肌腱炎、肩旋轉肌群扭拉傷、肩卡症候群、滑囊炎、黏連性關節囊炎

肩關節是人體活動範圍最大的關節，因此產生疼痛與病變的機會較多。常見的問題包括：肩部肌腱炎、肩旋轉肌群扭拉傷、肩卡症候群、滑囊炎、以及黏連性關節囊炎。另外還有一般常聽到的五十肩，又稱為冰凍肩、凍結肩或肩周炎，是以症狀表現來命名，主要呈現肩關節疼痛、活動受限，尤其是上臂外展或外旋困難，嚴重時會合併肌肉僵硬或萎縮，導致睡眠障礙，是臨床上相當常見的問題。

如果肩關節疼痛時，可能會比較無法進行前面建議的幾個運動，此時除了必要的就醫診治外，適當的運動鍛練也是非常重要的輔助療法，而「爬牆運動」就是值得被推薦的方法。有不少人聽過這樣的方法，但要產生緩解疼痛、增進關節活動度、提升關節功能的目標，則有許多必須注意的要點，否則達不到預

期的效果。如果在練習過程中，能細心感受其中的奧妙，對整體健康會產生極大的療癒效果。

▼運動步驟

1 選擇平整無障礙的牆面，側身站立，腳跟以合併為原則，身體正直，與牆面的距離，以患側手部輕鬆地（不感到疼痛）抬高、可觸及牆面為原則。❶

2 肩膀放鬆，手臂輕鬆伸直，以身體平面為基準，往後約十五至二十度。手指沿著牆面往上爬，越爬越高，一直到不會產生顯著疼痛為止。身體隨著手臂爬牆的高度，適當調整與牆面的距離。此時身體將逐漸與牆面貼近，同時對肩關節產生適當壓力。在量力而為、不產生顯著疼痛的原則下，伸展肩關節的外展活動範圍，使上臂能夠逐步抬起。當爬到能承受的最大高度時，停留十秒鐘，而後沿著牆面往下爬。請避免突然放下，以免產生不適。❷❸

3 反覆此運動十至二十次為一回。每一次嘗試增加爬高的程度，以期能逐漸恢復肩關節的活動範圍與能力。每日以練習四回為理想。

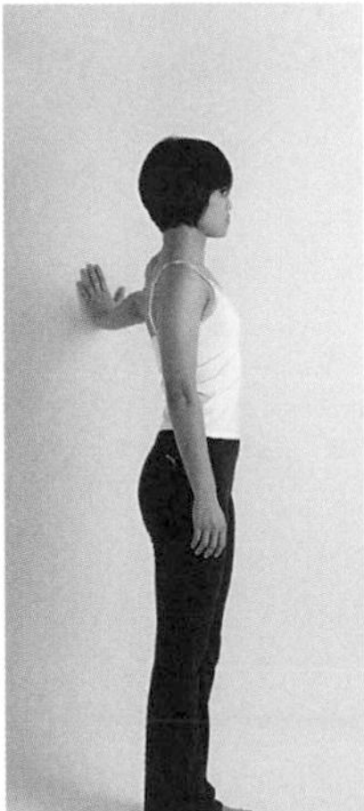
❶

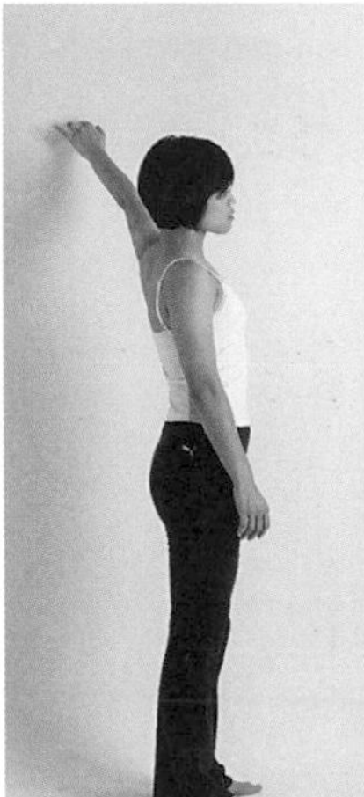
❷

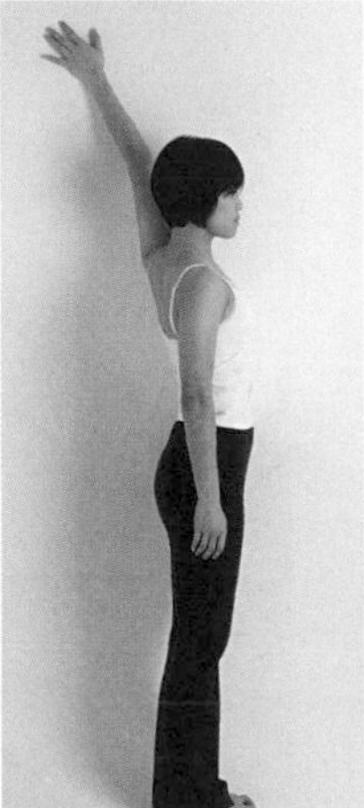
❸

▼練習要訣

1 上臂須偏向身體後側方十五至二十度，才能對肩關節產生伸展的力量。如果你從身體前方抬起，將很輕鬆做到，相對地也就無法產生適當的運動效果。

2 如果練習仍有困難，在關節無局部紅腫熱痛或其他禁忌下，可先局部熱敷二十分鐘，再進行運動鍛練，這樣就會比較容易。

3 此運動雖然稱為「爬牆」，卻不是靠著「爬」的動作來完成。練習時宜自覺放鬆肩、頸肌肉，在不用力的情況下，維持肩關節往後伸展的角度，利用身體靠向牆壁的推力，完成肩關節向外伸展的目的。

4 運動鍛練以不勉強為原則，應視個人狀況量力而為。

▼你可以做得更好

1 加入腹式呼吸。手臂上爬時吸氣，停留下壓伸展時吐氣。充分而放鬆的吐氣，可有效促進肌肉及關節囊的放鬆，達到更好的舒展效果。

2 如果放鬆時感到舒適，可以增加停留下壓伸展的時間，感受到緊繃或受傷的關節，得到充分的調養。敏感者沿著頸肩手臂，會產生溫暖、恢復力量的感受。

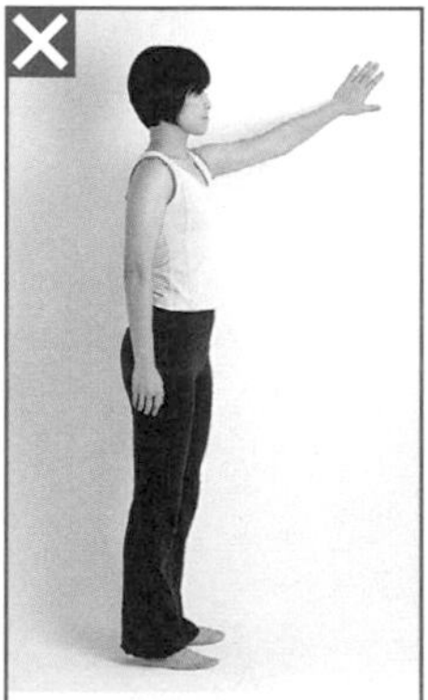

上臂從前方抬起，沒有伸展效果。

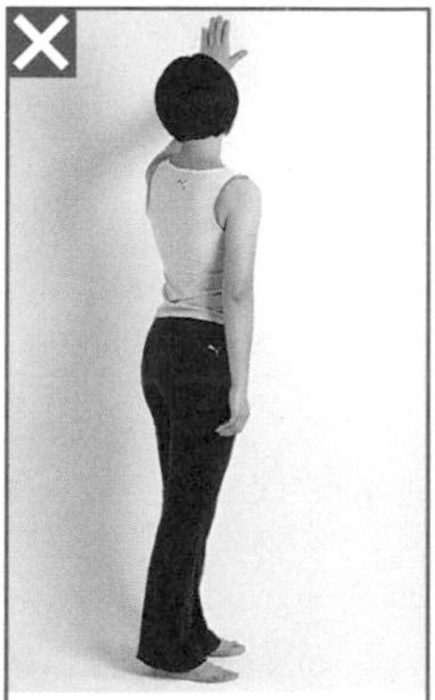

身體轉向牆壁，也沒有伸展的效果。

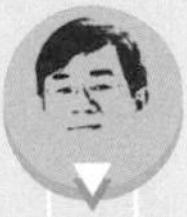

游醫師開講

許多人肩關節疼痛時，會喜歡用手臂做伸直旋轉的運動，但這常會適得其反，造成更大的疼痛。旋轉肩膀的運動對一般人或許無礙，但對關節已經發炎的人來說，往往會增加肌腱、關節囊、滑液囊與骨頭之間的磨擦，導致更嚴重的發炎。因此，我們在臨床上常看到原本肩膀只有微微疼痛的病人，運動後卻轉變成大痛，只好來門診報到。

人體肩關節擁有符合力學的良好構造，使得它能夠進行大範圍的活動卻又不致於鬆脫。關節囊和周圍組織具有彈性以及足夠的空間，當關節產生疾病時，關節囊及相關構造如果變得攣縮增厚而僵化，關節就會變得敏感易痛而無法自由活動。這時千萬不要貿然採取激烈的活動或不當推拿，應該採用「分解動作」，按部就班地以分解動作循序漸進，一一化解不同方向上的壓力與黏連，這樣便能達到效果而不致受傷。

正常的肩關節囊

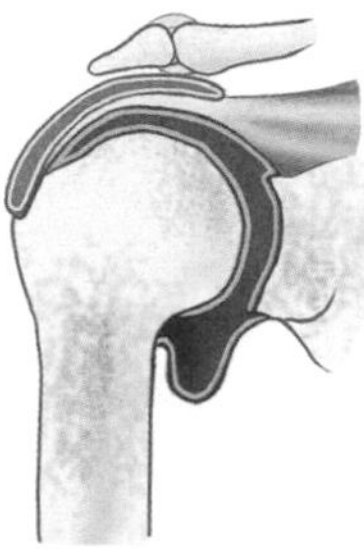

保留鬆弛有彈性的關節囊，提供運動所需。

發炎的肩關節囊

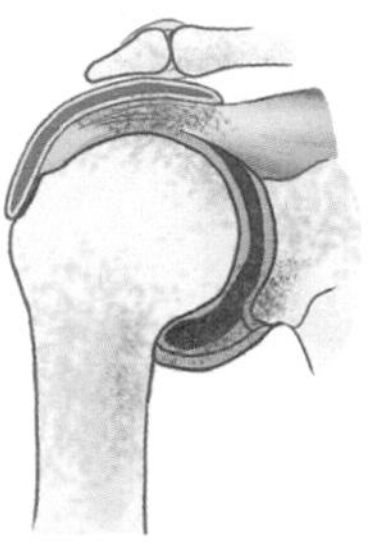

關節囊緊縮而空間減少，並如疤痕組織般失去彈性，使得關節無法自由活動。

對肩關節活動不良的患者，我們常建議從熱敷及爬牆運動做起，等有效改善後，再回頭由肩頸上背運動的一、二、三依序練習，分別強化肩膀的前面、側面、背面，最後再練習下面提到的肩後旋運動，使關節的活動能力更上一層樓。

以傳統醫學理論來看，肩關節的不健全將影響到肺經、大腸經、心經、小腸經及膽經之氣血循環；肩部疾病也與許多臟腑疾病息息相關。放鬆肩部是強化體質的必要措施，譬如練習太極及內家拳所強調「沉肩墜肘」（肩膀要下沉放鬆，手肘也不用力），就是一個例證。

運動 5 肩後旋運動

提升肩關節活動力、消除積勞與壓力

▼專門改善：肩頸部運動機能不足

摸背抓癢雖然是簡單動作，但我們卻不見得每天都會做。尤其現代人的工作型態，多半聚精會神在身體前半部的活動，像是長時間使用電腦的上班族，恐怕已經有很久沒有手伸到背後。長此以往，加上年事漸長，關節會在不知不覺

中變得僵硬，猛然發現，自己居然抓不到背上的癢處了；嚴重者只要稍稍拉扯一下或提個重物，疼痛便一發不可收拾。

當肩頸部疾病或痠痛已經逐漸改善，可是仍然無法輕鬆完成摸背抓背的動作時，「肩後旋運動」是不錯的進階動作。而對一般上班族或勞動的朋友來說，在結束一天繁忙的工作後，如能花個幾分鐘做「肩後旋運動」，便可有效紓解累積的疲勞與壓力。

▼運動步驟

1可採立姿或坐姿，但一般而言，站立的姿勢比較容易得到較大範圍的紓解效果。

2兩手伸往背部，一上一下，一由肩部而過，一從後腰而過。準備一條小毛巾，兩手握住小毛巾而連結起來。❶

3由一側開始。可先由在上面的手往上拉，藉由毛巾的連結，將另一手也往上牽引，使它向上伸展到略為緊繃，而不致於產生顯著疼痛的最大範圍。停留維持十秒鐘，肩膀放鬆，使肌肉、肌腱與關節囊得到足夠的舒展。❷❸

4再由下方的手往下拉，藉由毛巾將另一手也向下牽引，達到緊繃而

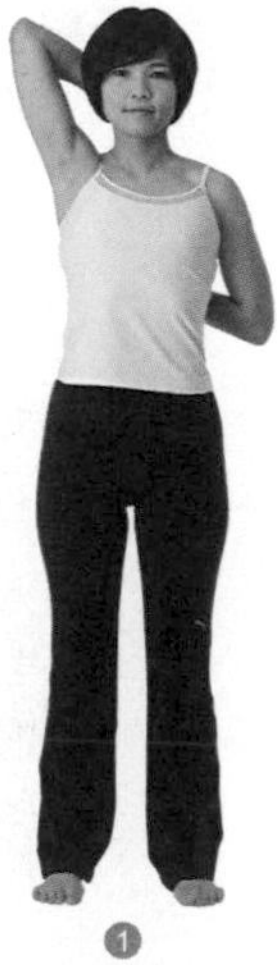

❶

無顯著疼痛的最大範圍，維持此姿勢十秒鐘，使關節及其周圍組織得到足夠的伸展放鬆。❹❺

5反覆此動作十至二十次，兩手交換位置，在下者改為在上，在上者改為在下。

▼練習要訣

1肩膀要放鬆。肩膀太緊或處於肩關節疼痛恢復期的人，如果沒有顯著紅腫熱痛等發炎現象，可先局部熱敷十五分鐘，將有助於運動的進行。

2隨著練習的進步，可逐漸調整毛巾的長度來減少兩手間的距離。關節較柔軟或手較長者，兩手可互相接觸或相扣。但能不能相扣，與個人體質有關，所以這並非訓練的主要目標或評斷標準。本運動的原則在於使肩關節可以充分放鬆，同時可進行動作而不感到疼痛。

▼你可以做得更好

1處於兩手緊拉的伸展狀態時，身體可輕鬆左右及前後仰斜，使背肌

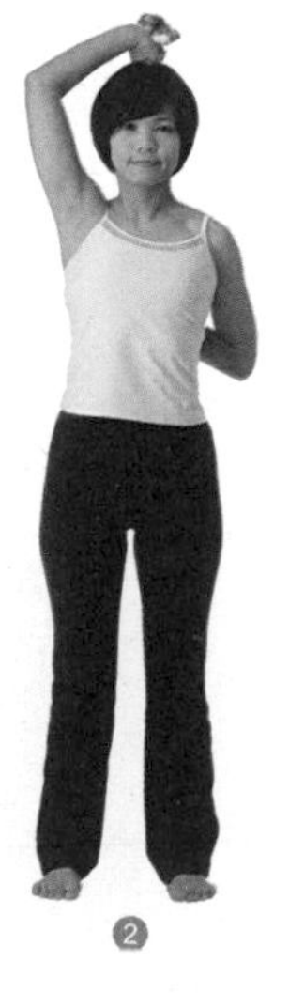

❷

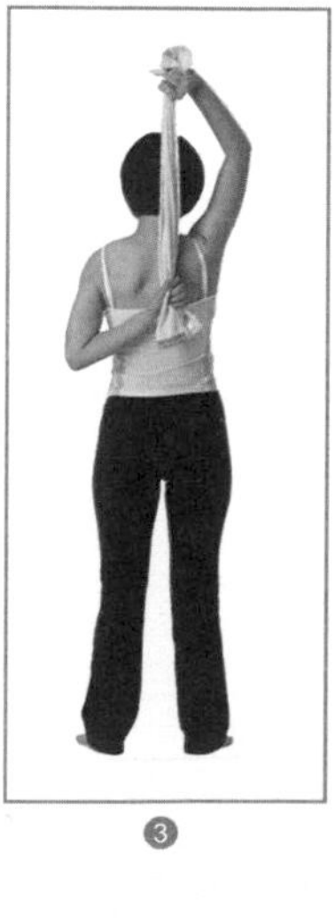

❸

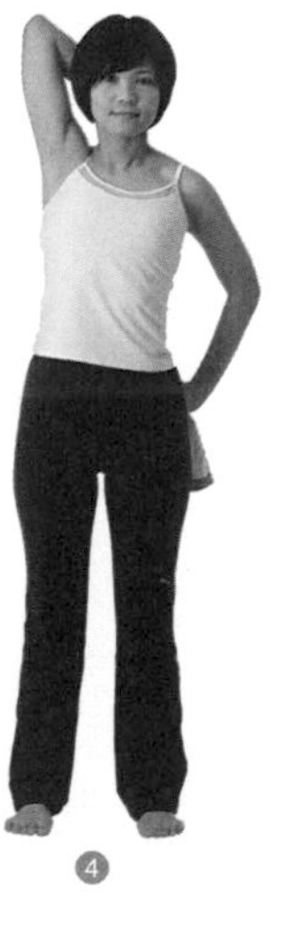

❹

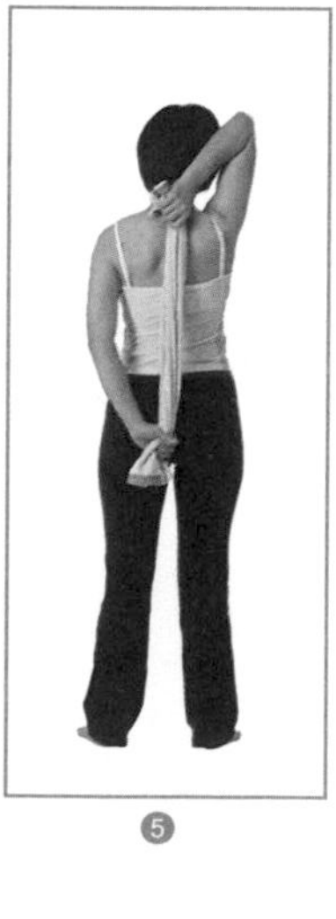

❺

及胸前的肌肉同時受到牽引，進而舒展整個上半身的肌肉。

2練習時頸部要放鬆，也可隨著兩手間緊拉，做輕鬆的旋頸運動，要感受到頸部也得到放鬆。對敏感的人來說，放鬆的感覺還可傳遞到後頸及後腦，而感到舒適。

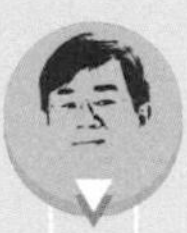

游醫師開講

一般說來，缺乏整體性的運動計畫，會讓體內的某些肌肉很少被用到，也會使許多肌肉關節無法充分伸展，成為健康上的盲點。透過「極限伸展」的運動，將關節的活動度拉伸到最大範圍，讓我們可以只花一點時間，便能「喚醒」這些被遺忘的功能，發揮事半功倍的效果，可說經濟實惠，非常划算。「肩後旋運動」，就具有此一特色。

像中國的拳術或氣功，有一個練功的要訣，就是將肩膀放鬆，這樣才能帶動良好的氣血循環。即使是現代的高爾夫球運動等，我們也常聽到教練不斷叮嚀「肩膀要放鬆」。「肩後旋運動」能啟動激勵位於此範圍的上肢六經脈以及連貫上下身的膽經、膀胱經、胃經，在經絡結構上具關鍵性的地位。（參考第一六九頁圖：擴背運動主要激勵的經絡穴位、第一八九頁圖：仰臥挺身運動主要激勵強化的經絡穴位、第二〇三頁圖：側體強健運動主要激勵強化的經絡穴位）

【極簡運動對症篇】

功效：改善腰痠背痛、促進後背整體協調、防止腹部肌肉鬆弛、強化腰腹核心肌群、增進腰部扭力、提升應變能力、緩和提高腰腹部耐力、加強腰腹側面的彈性與穩定度、減少運動傷害

6 腰腹下背運動療法

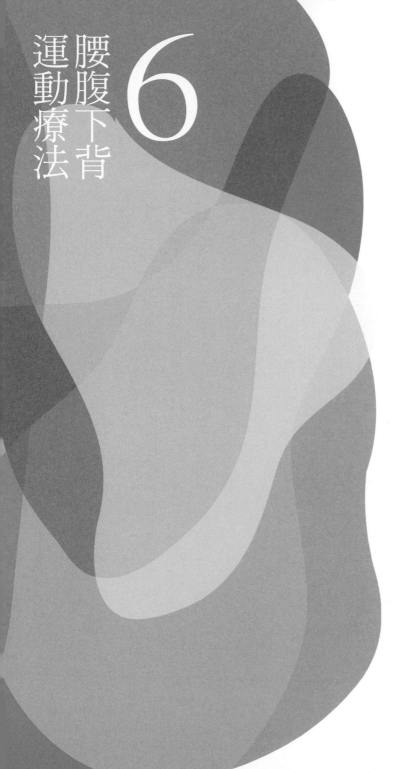

腰部是人體體態的核心支撐點，無論是站立或坐姿，腰部都承受著相當大的壓力。你或許會認為「能坐就不要站」對腰部的負擔比較小，事實上當我們坐著時，腰椎承受的壓力要大於站立時，尤其是坐著且身體維持前傾的姿勢，腰部的壓力更大。在骨科門診中，腰痠背痛的病患可說是絡繹不絕，統計上有超過百分之八十的人，終其一生都有過腰背疼痛的困擾，大部分的人還會反覆發作。四十五歲以上的人，影響工作的主要疾病之一就是腰背疼痛，而且這個問題會隨著老化而更加嚴重，成為老年人無法自我照顧的重要因素。

近年來門診發現腰痠背痛的年齡層已經不斷下降，不再是老人家的專屬問題。最重要的原因，就是腰力缺乏鍛練。但是，不正確的運動，同時也是造成腰部受傷的主因，因此在進行腰部強化運動時，必須選擇適當有效的動作。

在極簡運動中，我針對腰腹下背提供了五種動作，不管你是腰部痠痛、腹部力量不足、或是很容易扭傷閃到的人，都能找到相對應的修復動作。當然，這些動作也非常適合平時保健之用，只要持之以恆地練習，就不怕腰痠背痛找上門了。

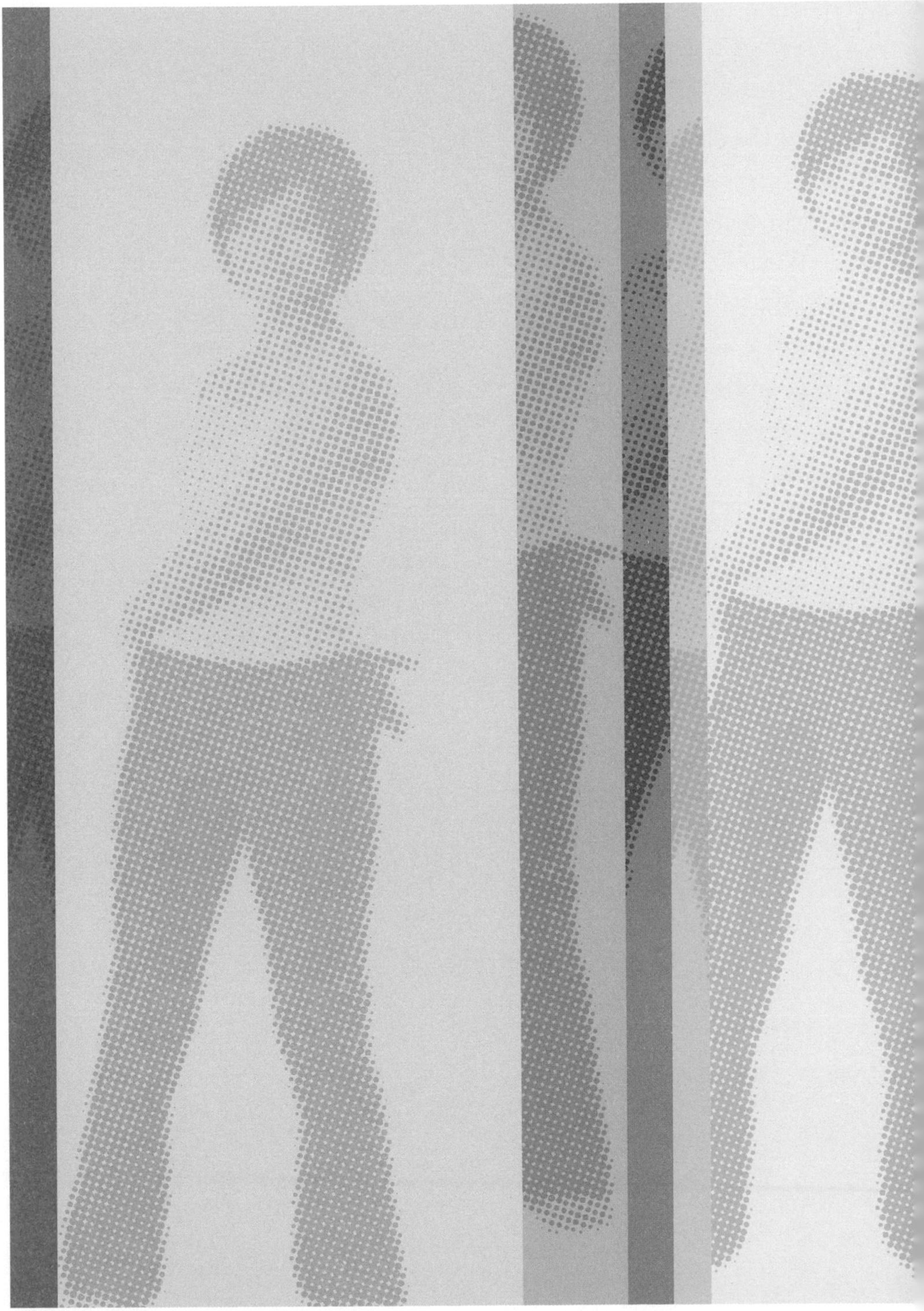

◎腰部痠痛，反覆扭傷閃腰，無法從事運動3 的練習。

↓

無紅腫熱痛者，先局部熱敷15~20分鐘。

↓

運動1：仰臥挺身運動

↓

運動2：仰臥起身運動

↓

運動4：轉身拍牆運動

↓

運動3：波浪鼓運動

（依順序漸進練習）

◎腰側痠痛、兩側肋間痠痛。
◎骨盆外側或髖關節外側緊繃痠痛。

↓

運動5：側體強健運動

↓

◎腰腹下背無異常或不適

↓

運動1：仰臥挺身運動
運動2：仰臥起身運動
運動3：波浪鼓運動
運動5：側體強健運動

※注意事項：此導覽圖僅供參考。若腰腹下背有任何不適，請務必先就醫診治，再依照個人所需，選擇上列適當運動方式。

腰腹下背運動療法導覽圖

說明：請針對你的體能和健康狀況，依照箭頭指示，找到適合自己的運動療法。

◎腰腹下背無異常或不適

↓

運動1：仰臥挺身運動
運動2：仰臥起身運動
運動3：波浪鼓運動
運動5：側體強健運動

◎腰部容易痠痛，下背部肌肉僵硬，無法放鬆。
◎背部肌肉力量不足，容易疲勞，無法久站、久坐。
◎ 容易閃腰或抽筋

↓

運動1：仰臥挺身運動

◎腹肌無力
◎腹部肌肉鬆弛，腹部突出。
◎腰腹部力量不足，易疲勞，耐久力不足。

↓

運動2：仰臥起身運動

◎腰腹部扭力不足，支持力不夠，容易疲勞。
◎轉身不易或有僵硬感

↓

運動3：波浪鼓運動

運動 1

仰臥挺身運動

改善腰痠背痛、促進後背整體協調

▼專門改善：腰部痠痛無力、坐骨神經痛

「仰臥挺身運動」又稱為「橋式運動」。在我們日常活動中，並不具有這樣的動作，所以必須刻意、用心地去做此一動作。但正因為平常很少做，只要一開始行動，便會獲得數以倍計的效果；肌耐力、柔軟度、平衡力，都會因而被喚醒。藉著「仰臥挺身運動」，內臟也會獲得適當的活動，這同時也是練習腹式呼吸的好方法。

「橋式運動」在諸多運動中，都扮演著重要角色，例如體操、舞蹈、武術、瑜伽、彼拉提斯、特技雜耍等等。但是在這裡，我們所強調的是「拱橋」的概念。拱橋中央為弧形，靠著楔形拱石之間的壓力互相擠壓，而達成穩定的靜力平衡。為了確保拱橋水平力間的平衡，就必須依賴橋墩的穩定度。了解這個道理後，我們在學習「橋式運動」，才能掌握到其中的真髓。

▼運動步驟

1 選擇平坦可供舒適躺下的地方。如果是在地面，可鋪上軟墊，以免身體因碰觸堅硬地面而感到疼痛。

2 仰臥，雙手平放於身體兩側，兩膝彎曲，膝蓋微微分開。❶

3 以尾椎骨為核心，並以此為力量的引導點，依序將臀部、腰部、以及背部抬起，使身體成為拱形，感覺自己就像座拱橋般，並保持這個姿勢十秒鐘。放鬆，依剛才抬起的相反順序，輕輕放下你的背、腰、尾椎。❷

4 保持著平躺的姿勢。全身放鬆，尾椎自然輕微抬起，使背部的弧度完全放鬆，貼緊地面，感到腰部完全不用力的輕鬆感，維持五秒至十秒或者更久的時間，去體會腰部徹底放鬆的感受。❸

5 每回反覆以上動作十至二十次。動作時加入節奏感。一日兩回，早晚練習。

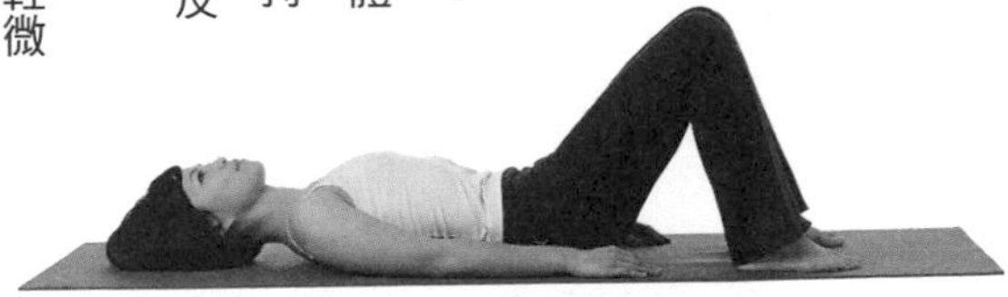

❶

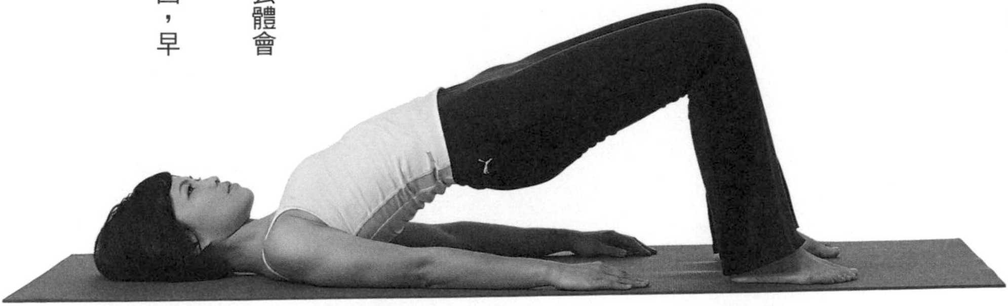

❷

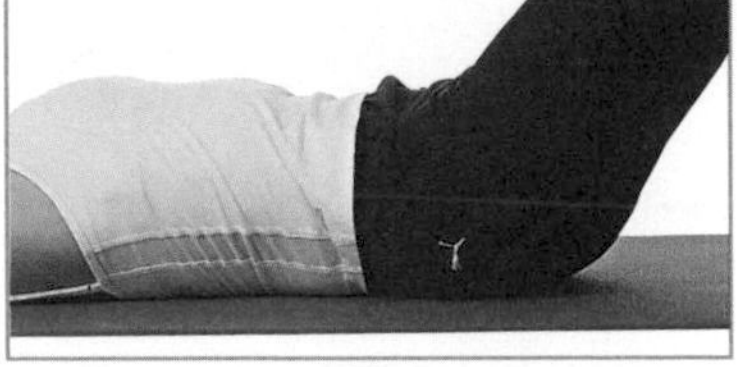

❸

✕ 腰抬得不夠高，沒有形成「拱橋」。

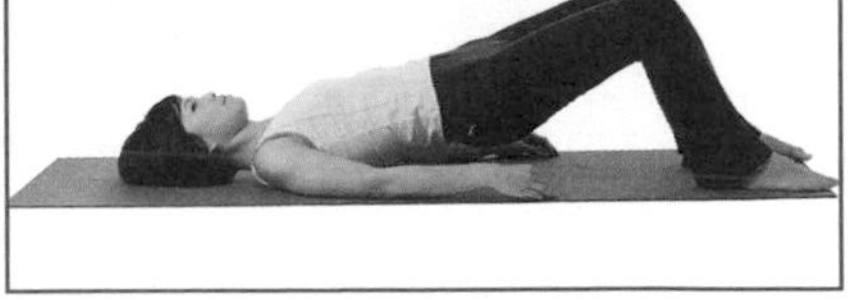

▼練習要訣

1無論動作前、後，平躺時要體會到完全放鬆的感覺。誠如前面提到的，拱橋水平張力的維持有賴頭尾橋墩的絕對穩定，因此，我們要感到頭頸兩肩以及腳是非常穩當地固定在地面，並且深入其中，牢牢捉住。如此，當我們將身體拱起時，身體每一個部分就會像楔形的拱石般緊緊相依，將力量均勻地傳遞到整個身體結構。

2我們的身體必須同時感到放鬆、伸展、平衡、以及一定程度的力量訓練。這幾個要求，乍聽之下好像有些衝突，事實上卻是相輔相成。要達到力量均勻，就必須掌握平衡，這必須依靠背肌充分的伸展，以及每個部位的平衡施力。如此，一些平時沒有用到的肌肉便被迫活動；而一些因姿勢不良或使用不當導致受傷或緊繃的肌肉，則可休養生息，獲得真正的放鬆。事實上，維持一個正確的拱橋姿勢，並不需要花很多力氣。平衡做得越好，就越容易放鬆。這一點一定要用心去體會，你可能會豁然驚歎：「拱橋真是一個神奇偉大的設計啊！」

3人體腰椎有一個正常的弧度，使我們的肚子略朝前突出，而下背部凹入。這個弧度提供腰椎適當的彈性與避震的功能。但脊椎承受到不當的負擔時，此一弧度會變形，導致過大或過直（過小），腰部會變僵硬而容易受傷。練習「仰臥挺身」時，要體會將尾椎輕輕提起，使繃緊的弧度放鬆，完全貼於地面。我們可以試著將一隻手伸入下背與地面的間隙，放鬆下背去碰觸你的手，如果你的下背能夠壓住手，那表示你的動作做對了。

4不同動作之間要間隔五到十秒，這個目的是要學習放鬆。

▼你可以做得更好

1加入腹式呼吸，抬起臀部時吸氣，維持動作時繼續吸氣或自然閉氣，放下臀部時吐氣。鼻吸口吐。

2舌尖輕抵上顎。

3維持拱橋姿勢時，感受到「我是一座橋」，「我的頭頸肩與腳是深入地面的堅固橋墩」，「挺起身上的每一部分都放鬆、伸展、平衡」。此時敏感的人會覺得背後有股熱氣支撐著，腰背散發出金色光芒。

4強化髖臀力量的進階式：將左小腿跨到右大腿上，使左髖關節外張外旋。隨著臀部的挺起離地與放下，髖關節及軀幹前半部會產生更多伸展；此時右側也需要更強的肌肉及平衡力。左右腳輪流做。不可勉強，必須體力可勝任時才能做。❹

5強化髖關節與腿部肌力的進階式：將左腳抬高，以接近與地面垂直為理想。隨著臀部的挺起離地與放下，左下肢肌肉及兩側背肌獲得更多挑戰，大腿後側及臀部肌肉得到更多伸展。左右輪流，必須體力可勝任才做，絕不可勉強。❺

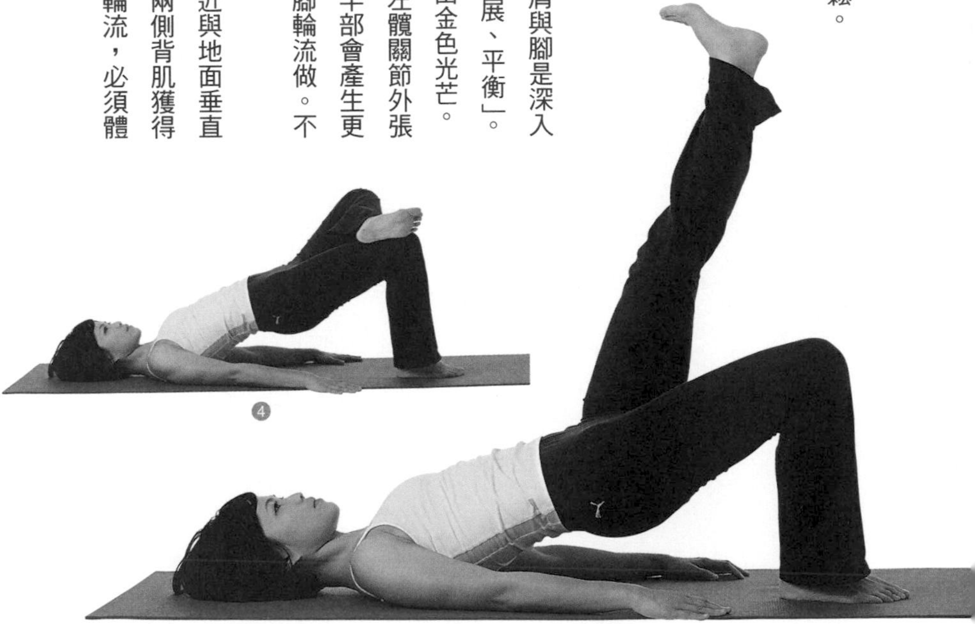

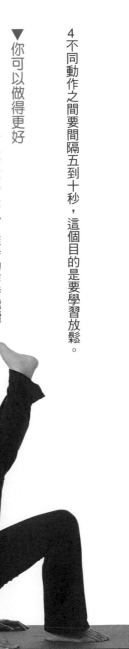

❹

❺

游醫師開講

透過「仰臥挺身運動」，人體後背從上到下可得到整體協調，讓我們感受到不同部分的細微變化，每一條肌肉都恰如其分地付出。維持脊椎穩定的核心肌群也會得到適當的訓練，背後移動脊椎的肌肉也獲得強化。（參考第一四二頁圖：腰腹部核心肌群橫切面圖）

此一運動對於人體最長的經脈——膀胱經，產生了相當重要的促進作用。膀胱經由頭開始，經肩、背、腰、骶、臀、大腿、小腿後側至小趾，跨越範圍極廣，因此一旦發生異常，就會出現各種不同的症狀。從頭痛、流淚、頸背疼痛、腰痠痛無力、坐骨神經痛、大小腿肌肉僵硬、股關節伸屈不易、尿量減少、痔瘡等等。它與脊椎神經節部位謀合，扮演著協調內臟與脊椎的重要角色，因而反應出五臟六腑的功能。

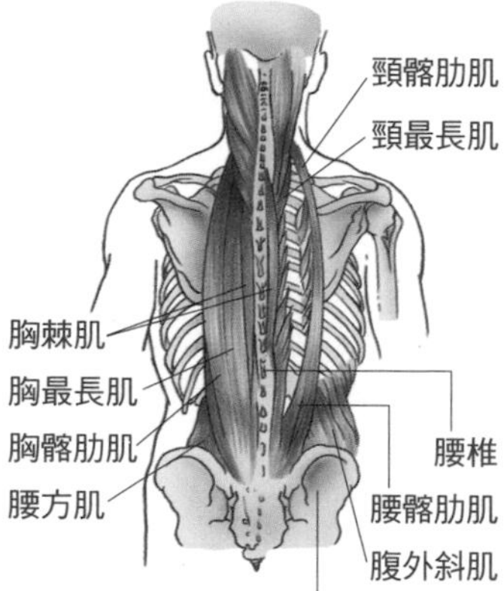

仰臥挺身運動
所訓練強化的肌肉組織

這個運動能有效強化腰腹力量，尤其是深層支持及移動脊椎的肌肉（左為深層肌肉，右為更深層的肌肉）。

總理人體功能與元氣所在的督脈，也在此運動中獲得力量。督脈與腦、脊髓密切相關，必須經過適當的鍛練，才能擁有充沛的體能精力與企圖心。人體各經脈之間乃是息息相關，並非單獨作用。藉由這個運動，主理人體消化機能的膽經、脾經，以及深刻影響生殖內分泌系統的腎經，也都能提升功能。

因此，這個運動被我個人視為常保青春每日必練的動作，特別是年齡超過四十歲的人，不論男女，若想要維持適當的體能，值得每天在這個運動多下一些功夫。

仰臥挺身運動
主要激勵強化的
經絡穴位

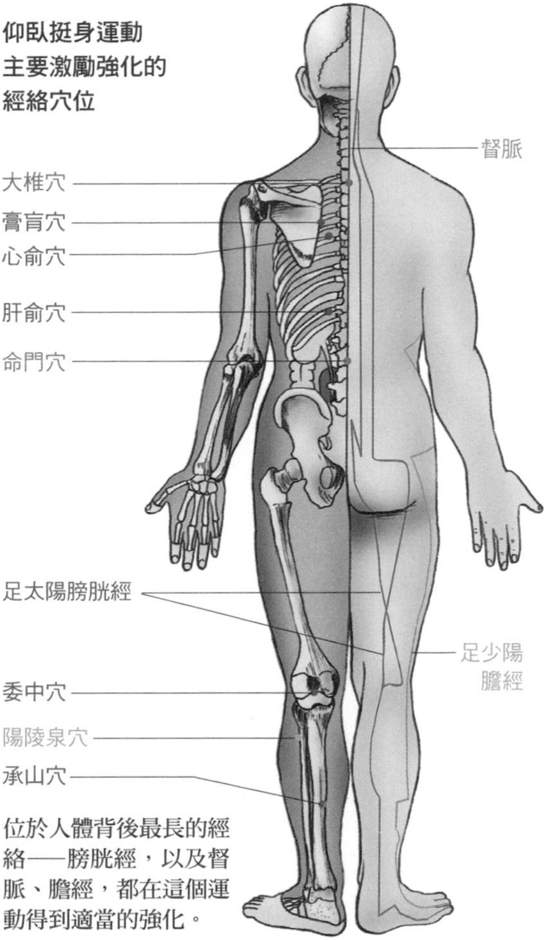

位於人體背後最長的經絡──膀胱經，以及督脈、膽經，都在這個運動得到適當的強化。

運動2

仰臥起身運動

防止腹部肌肉鬆弛、強化腰腹核心肌群

▼專門改善：腰痠背痛、不耐久站、腹部肌肉鬆弛、體態欠佳

強化背部之後，自然不能忽略腹部。我們的腹背就像天然的護腰，會產生適當的壓力來支撐脊椎的穩定度。步入中年後（事實上現在很多年輕人也是如此），腹部便會逐漸鬆弛，使得支撐的力量跟著下降，導致不同程度的腰背痠痛。不耐久站，也不耐久坐，甚至連逛街購物都顯得力不從心，成為影響工作與活動力的主要原因。「仰臥起身運動」可有效減緩腹肌的衰弱與退化，改善腹肌無力、鬆弛的現象。

▼運動步驟

1 準備動作與「仰臥挺身」相同，選擇適當而舒適的場地，仰臥，雙手平放於身體兩側，兩膝彎曲，膝蓋微微分開。❶

2 此動作有如操持著帆船的選手正在乘風破浪一般。腹肌用力，上半身挺起，雙手平行，向

前平伸，努力觸及雙側膝蓋。維持此一姿勢十秒鐘，然後放鬆平躺，恢復準備動作。當身體能力增加時，可延長維持的時間，但以不超過一分鐘為宜，以免反而造成肌肉緊繃。❷

3 每回反覆以上動作十至二十次。每日早晚各練習一回。動作時加入節奏感。

▼練習要訣

1 無論動作之前或之後，平躺時要體會到完全放鬆的感覺。動作施力之處在腹部，上半身盡量不用力，兩側上臂只是隨之抬起。若是力量不足而無法撐起上半身時，則不宜勉強，慢慢練習就會進步。平時缺乏腹肌鍛練的人，剛開始練習後，往往會出現腹肌痠疼，可經由局部熱敷及減少運動量來改善。

2 脖子保持與上半身在同一線上。常見的錯誤是頸部過於用力彎曲，施力之處沒放在腹部，結果造成肩頸的痠痛

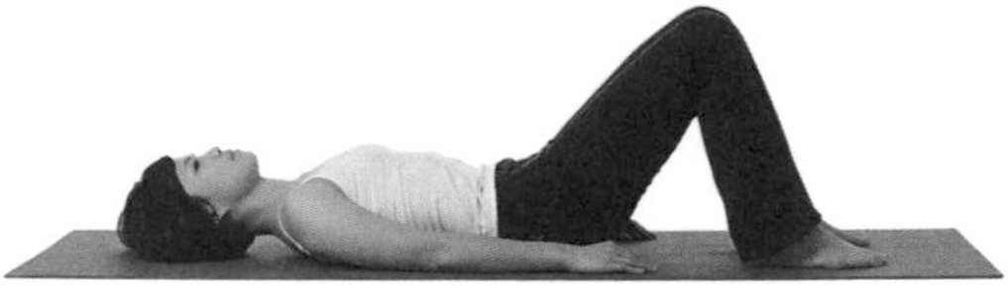

❶

✕ 腹肌沒用到力，只有脖子、肩膀用力。

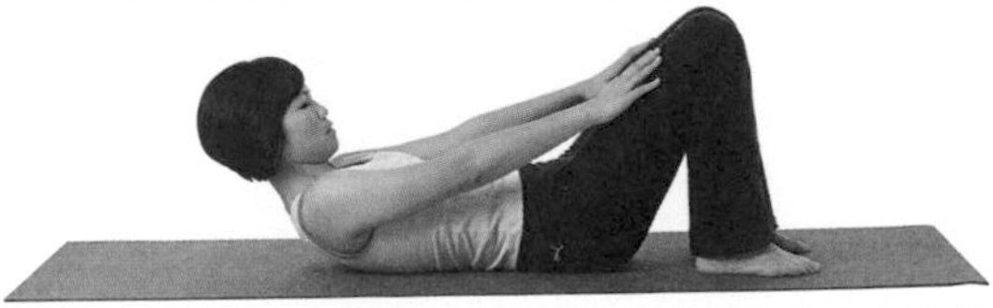

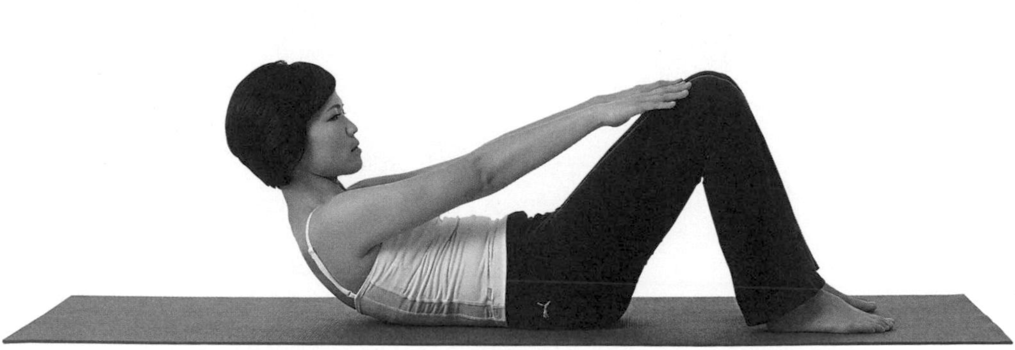

❷

更加嚴重。若是腹部力量不足所致，則宜先減少運動量，再求逐漸進步。

3此一運動相對單純，只擔心施作者腹肌力量不足。維持手指觸膝動作時要保持平衡，身體中正。

4動作之間保持五至十秒休息。這可以幫助我們學習放鬆。有時候，在施力後放鬆，會更容易掌握到放鬆的要領。

▼你可以做得更好

1加入腹式呼吸，平躺時吸氣，抬起上半身時吐氣。維持動作時吐氣或自然閉氣，或維持自由呼吸。放鬆躺下時吸氣。吸氣可以深些，藉此體會氣入丹田的感覺。

2舌尖輕抵上顎。

3維持手碰觸膝蓋的姿勢時，要感受小腹是一切力量的源泉，是以這裡為中心所產生的平衡。敏感的人會感覺小腹有一股紮實的感覺，或有股熱麻麻的感覺由此擴散到全身。

4進階式：如果已經練習得熟悉了，可以嘗試兩腿伸直離

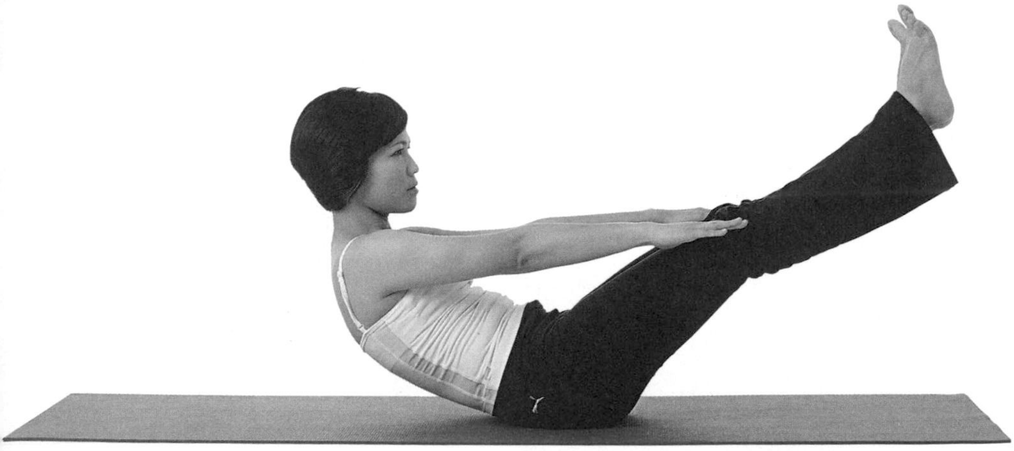

❸

地，成為一個淺V字型。V字型深些容易做，V字型淺些反而不容易，這是因為腹肌力矩不同的緣故。試著在不同深淺的V字型中，感受肌肉力量的微妙變化，並在不同的力矩下找到平衡。然而此一動作必須體力勝任才可以做，絕不可勉強。❸

游醫師開講

「仰臥起身運動」可快速有效地強化腹部的肌肉，包括腹橫肌、腹內斜肌、腹外斜股、腹直肌及其他維持脊椎穩定的核心肌群。這些肌肉群除了使人體中樞強固外，也是引導腹式呼吸的重要肌肉。透過「仰臥起身運動」，可使腹式呼吸更有力，同時能帶動腸胃蠕動、促進內臟的活動與循環，整體改善內臟的功能。對中年人來說，顯得更加重要。

腹部運動的缺乏，是造成提早衰老的重要原因。「仰臥起身運動」對於促進身體腹側面的經絡氣血循環，能產生積極有效的激勵，包括位居身體正中心的任脈，以及胃經、腎經、脾經、肝經、膽經等重要經絡。

腹部肌肉鬆弛下垂，是中年後體態改變的重要原因。過大的腹圍是代謝性疾病的重要指標，然而腹圍的大小，並不是參考的唯一標準；腹肌是否有力、有彈性，更是訓練的目標。小腹充實有力，才是鶴髮童顏的祕密，同時也是維持精力，特別是東方房中術鍛練的重點。

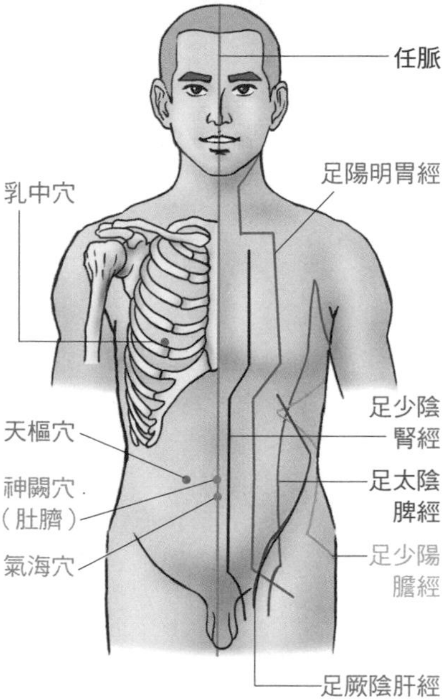

仰臥起身運動
主要激勵強化的經絡穴位

這個運動可激勵腹側經絡之氣血循環，對身體之元氣、肝、腎、脾、胃、膽，均能產生良好的活化作用，對延緩老化助益甚大。

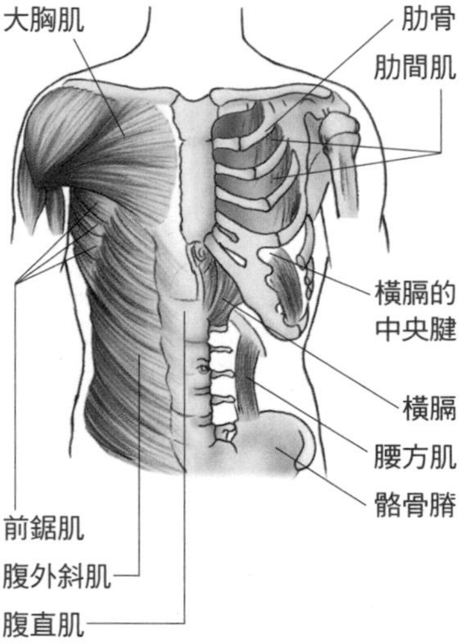

仰臥起身運動
所訓練強化的肌肉組織

這個運動可強化腹側肌肉、增加腰腹的穩定度、維持良好體態，以及促進內臟運動，是中年後不可荒廢的運動，也是腹式呼吸的訓練重點。（右側為較深層的肌肉）

運動3 波浪鼓運動

增進腰部扭力、提升應變能力

▼專門改善：腰痠背痛、背部僵硬、容易閃到腰

當腹背的訓練有了初步成果後，腰部扭力的強化便成為下一個重點。這裡有兩個觀點：一是它可以產生多少力量，二是它可以承受多大的力量。我常在門診遇到一些打個噴嚏或彎腰刷牙時就扭到腰的病患，我都會跟他們說：「九二一大地震房子倒了還有些道理，如果一個小地震就讓房子垮了，那鐵定是建築結構有問題。」因此，稍微用力或稍不留神就閃到腰的朋友，一定得要反躬自省，這是自己的身體結構不穩定，必須下決心努力來強化自己。

「波浪鼓運動」就像是我們小時候玩的波浪鼓那樣，經由適當的腰部扭動與拍擊作用，可達到強化腰部扭力、抵擋外來衝擊力的功能。

▼運動步驟

1 雙腳與肩同寬，平行站立。膝微微蹲，增加下盤的彈性與穩定度。兩肩放鬆，兩手自然下

垂。❶

2 向一側扭轉腰部，同時帶動兩肩。力量傳至手肘、前臂、手掌，使得兩上肢自然擺動。於是一側前臂及手腕拍擊小腹、另一側前臂及手腕拍擊後腰，如波浪鼓敲擊鼓面一般。❷

3 回身往身體另一方向扭動腰部，兩側上肢放鬆，隨後被甩向另一側；接著一側前臂及手腕拍擊小腹，另一側前臂及手腕則拍擊後腰。❸

4 速度不徐不緩，以自然舒適為原則。反覆以上動作三至五分鐘，體力好、腰部不覺有任何不適者，可增加運動時間。

5 運動宛如跳舞般加入節奏，感受全身如波浪鼓般輕快轉動。

▼練習要訣

1 為使腰部扭動穩定，兩膝要保持彈性，微微彎曲。身體中正，左右平衡。

2 轉身時上半身及頭頸肩部不特別旋轉，乃是隨著腰部的旋轉而帶動。旋轉的程度初期不宜太大，隨著身體的柔軟度及腰力進步後，再逐漸增加。但絲毫不可勉強，必須視個人狀況而定，以不引起疼

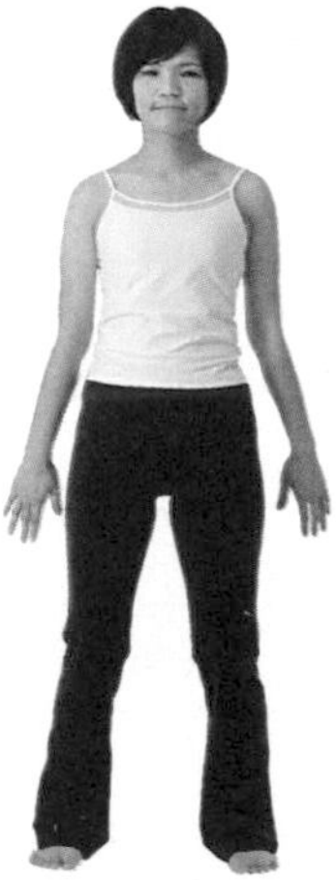

❶

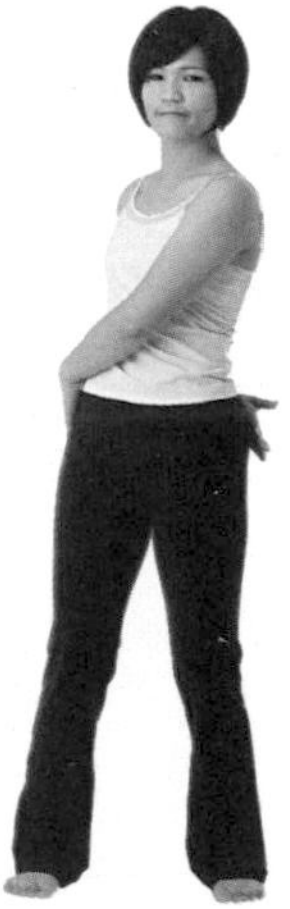

❷

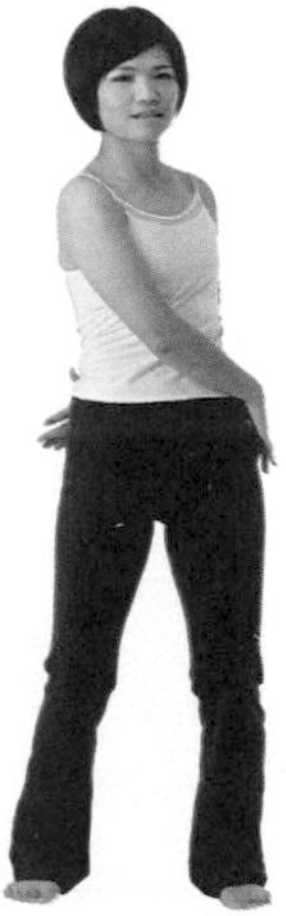

❸

動為原則。腰部久未運動的人，開始練習時若有輕微肌肉痠痛，可用熱敷來改善。

3 以手腕及前臂拍擊腹背部時，以中等力量、舒適為原則。拍擊時全身放鬆，則可感受到全身引起的共鳴，而使腹背部隨之感到紮實有力。

4 腰部力量不足者，不宜以連續動作鍛練，可用分解動作來練習。一側轉腰到底後，保持姿勢約三秒鐘，放鬆腰部回復準備動作，而後再做另外一邊。肩部僵硬者，上肢擺動幅度宜先減少，避免肩肘過度運動產生不適；應先練習肩頸上背運動，再練習本運動。

禁忌：「波浪鼓運動」雖是自然緩和的動作，仍應視個人狀況來做，與所有的運動一樣，都不能勉強。若有顯著退化性脊椎炎、脊椎滑脫症、椎間盤突出症、坐骨神經痛、腰椎手術後，或腰痛的急性發作者，宜緩和練習或避免練習。接受過手術的人，應該要與原手術醫師討論後才可練習。

▼你可以做得更好

1 加入腹式呼吸，可一個左右轉身一呼一吸（如左轉吸氣，右轉呼氣），也可在一次呼吸之中，進行多個轉身運動。

2 舌尖輕抵上顎。

3 身體的中軸就像波浪鼓的桿子一般，力量源自於腰部與腹部。敏感的人會覺得腹腰充實有力。放鬆的力量以此為中心，傳遞到身體每個角落，每個細胞都因此而活化起來。

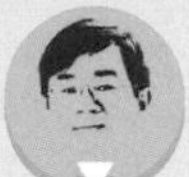

游醫師開講

腰部是維持體態的樞紐，但以現代人的日常活動而言，卻是缺乏運動的區域。「波浪鼓運動」可進階強化腰部的核心肌群，伸展頸肩上肢，化解工作或壓力所產生的緊繃，達成自頭頸到下肢的整體統合協調。許多因緊張而導致的頭痛或失眠，在充分放鬆後也可得到紓解。

「波浪鼓運動」可帶動全身經絡循行。放鬆程度越理想，得到幫助的經絡就越廣泛。兩手前臂直接拍擊小腹及後背，可促使任督二脈得到良好的刺激，尤其是丹田與命門可獲得強化（參考第一四二頁圖：核心肌群分布範圍及任脈氣海穴、督脈命門穴所在位置）。我們的身體受到拍擊時，自然會反射增加局部的張力，來抵擋外來的衝擊力，這也是許多傳統健康保健操，利用拍擊來促進健康的重要理由。

運動 4

轉身拍牆運動

緩和提高腰腹部耐力

▼專門改善：腰痠背痛、不耐久站、腰力顯著不足

前面介紹的「波浪鼓運動」，雖然能強化腰背力量、增進精神及體力，但對

某些腰部無力、痠痛或退化性脊椎炎的患者來說，可能有一定的困難。這時，便可斟酌個人體能狀況，先進行「轉身拍牆運動」，藉由牆的穩定度，增加運動中的信任感，而後再循序漸進練習「波浪鼓運動」。

▼運動步驟

1 選擇平整無障礙的牆面，背牆而立，腳跟離牆腳約一個腳掌長。兩手舉起至胸前，手腕立起，掌心向前，手肘放鬆自然下垂。❶

2 轉身向右直到面對牆壁，雙掌平貼輕拍牆壁。停留一至三秒後，向左反轉迴身至原來準備姿勢後，繼續向左轉身，直到再次面對牆壁，雙掌平貼輕拍牆壁。❷❸

3 反覆以上動作。每左右各一個轉身為一次，每回練習二十次。每日早晚練習一回為原則。

▼練習要訣

1 轉身時以腰部帶動為原則，但初練習時，可先容許雙腳一併活動，

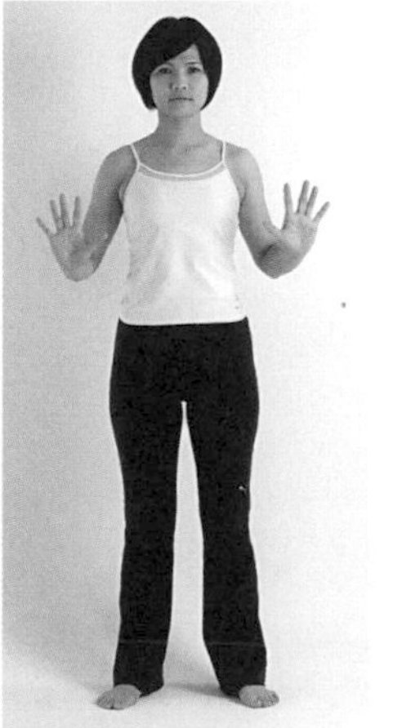
❶

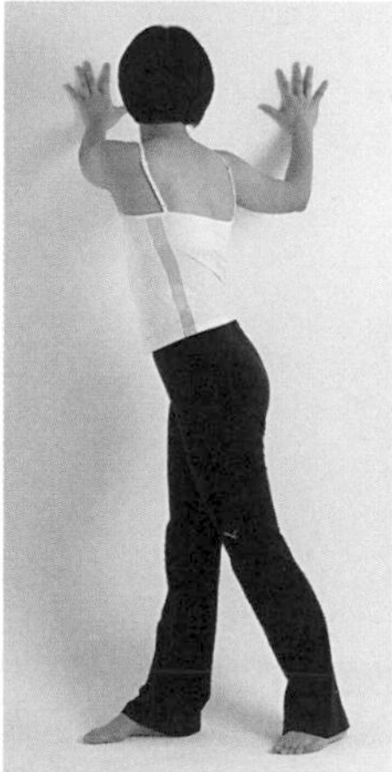
❷

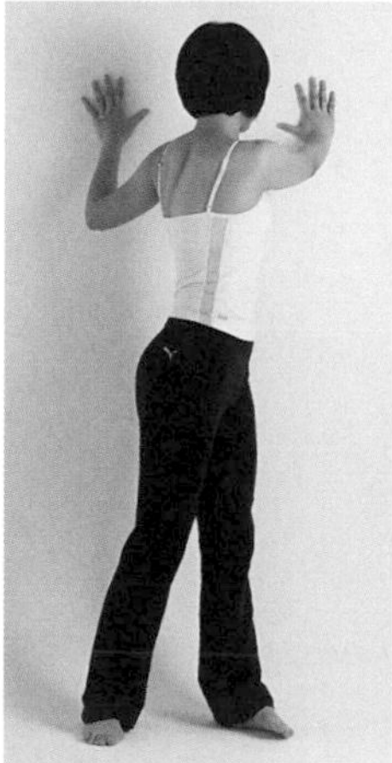
❸

減輕腰部負荷。等到腰腹逐漸柔軟有力後，再將運動的重點回復到腰部，此時雙腳則宜盡量減少在轉身時的活動。

2 動作以緩和流暢為原則。初學者以緩慢為優先，依個人體力體質調整速度，以自然舒適為原則，不可勉強。

3 藉由雙掌輕拍牆壁來增進轉身的穩定性與節奏感。

禁忌：急性腰背疼痛及嚴重退化性脊椎炎或脊椎滑脫症患者，必須等到症狀穩定後或醫師評估無礙後才可練習。練習若有不適，則應停止。

▼你可以做得更好

1 練習時加入腹式呼吸，轉身時吸氣，到底拍牆時吐氣，吸吐以平緩有節奏為原則。

2 當熟練無礙時，以腰部為旋轉的軸心，由腰部帶領全身活動，使肩頸可以跟著轉動，並得到充分放鬆。

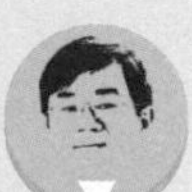

游醫師開講

「轉身拍牆運動」的優點及特色，與「波浪鼓運動」類似，但較為緩和易學。請參考波浪鼓運動中的相關討論。

運動5 側體強健運動

加強腰腹側面的彈性與穩定度、減少運動傷害

▼專門改善：胸廓側面及腰側面疼痛、髖關節外側緊繃

相對於腹部與背部的肌肉群，我們身體的兩側是屬於肌肉較薄弱的地方。此處的肌肉平時也較少活動，特別是「久坐一族」，雖然不常受傷，受傷時卻不容易恢復，因而常出現隱隱作痛的不適感；加上我們對於這些疼痛常置之不理，最後甚至會演變成久久不癒的慢性疼痛。

「側體強健運動」可有效伸展到平時少動的腰側肌肉，可增加腰腹部的穩定度，尤其是腰腿的扭力，因此可減少運動傷害發生的機會。此外，這個運動也可減緩胸廓外側、腰側、骨盆外側或髖關節外側的緊繃痠痛。

▼運動步驟

1 採站立姿勢，兩腳跟併攏，腳尖微微張開。兩手合掌併攏，向上伸直，延伸到底。❶❷

2 身體保持正直，側向右邊，伸展左邊胸腹側面，即左側脇肋部分。繼續側身，直到覺得緊

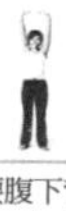

後維持姿勢十秒鐘。緩緩回復既有直立姿勢，再側向左邊，伸展右邊胸腹側面，即右側脇肋部分。繼續側身，直到覺得緊後維持姿勢十秒鐘。❸❹

3重覆以上動作，左右邊各做一次伸展為一次，每回練習十次，每日早晚練習一回。

▼練習要訣

1側身時身體兩側要維持在同一平面上，不要為了增加側身的角度而扭曲了身體。

2側身的力量，是在放鬆情況下產生，而不是在用力情況下產生。例如身體側向右邊，是因為身體左側不用力所致，而不是右側用力所致。此時利用身體自然傾斜的力量來拉動，最後拉到的位置，即是你維持姿勢十秒鐘的所在。

▼你可以做得更好

1配合腹式呼吸，直立時吸氣，側彎時緩緩吐氣，一方面把累積在身體內的廢氣吐盡，一方面藉著吐氣而達到放鬆的作用。

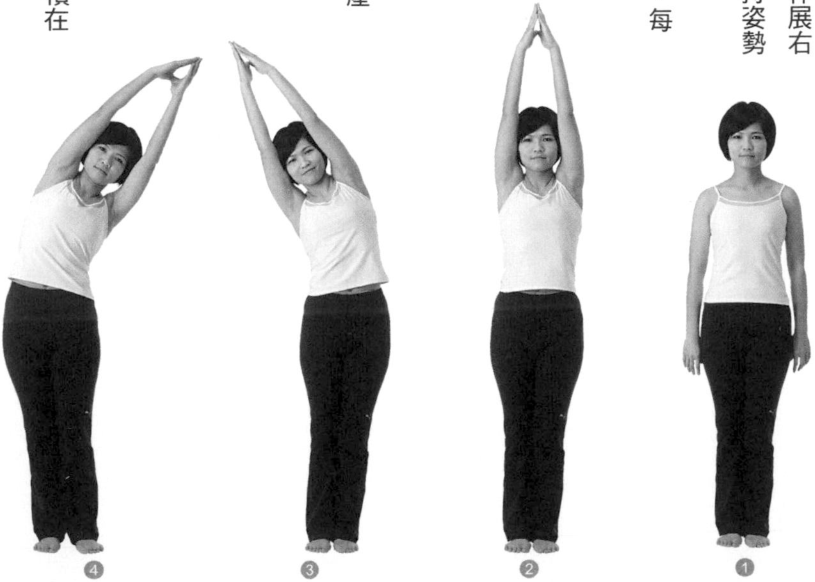

❶ ❷ ❸ ❹

2被伸展的一側，要盡量不用力，感覺到肌肉放鬆時的牽拉力量。敏感者會感受到溫暖的感覺，並且沿著身體側面逐漸擴大。

游醫師開講

「側體強健運動」是個以伸展為主的運動，位於胸腹側面的肋間肌、前鋸肌、腹外斜肌、腹內斜肌等，均可在此運動中得到與一般日常生活中「不同方向」的伸展。

「側體強健運動」提供直接而廣泛的內臟按摩、增進內臟血液循環，並強化內臟機能，來達到整體健康的目的。從經絡系統來看，脾經、肝經、膽經與身體內臟相互連繫之處，也因此運動而獲得適當的激發，而達到促進經絡氣血循環的目的。有趣的是，傳統武學中提到的奇經八脈，也可以在此得到訓練強化。

側體強健運動
主要激勵強化的
經絡穴位

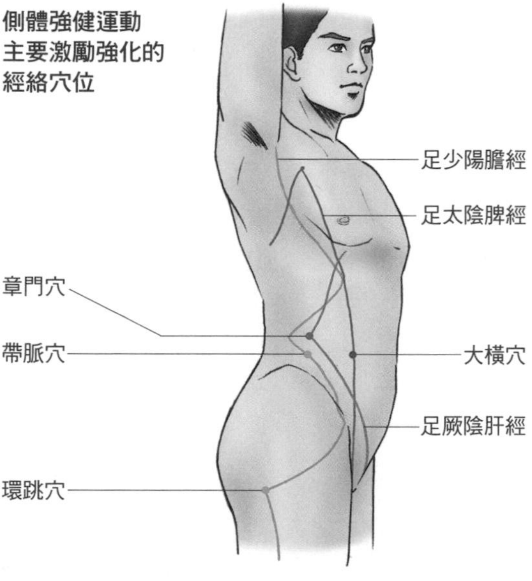

這個運動能促使平常較少活動的體側部——特別是脾、肝、膽經及內臟，獲得良好的按摩與氣血循環。

【極簡運動對症篇】

功效：網球肘復健、改善上肢活動協調性、調和內臟、「媽媽手」及「腕隧道症候群」復健、強化上肢肌力、提高手指靈活度、促進末稍循環、加強手指力量、提升工作耐受度

7 上肢運動療法

當科技為人們帶來便利，發展出各式各樣先進的機器來代替人力，肘腕手的活動就成為人們活動的重心。但隨著肘腕手使用的頻率越來越高，承受的壓力與負擔也就越來越大，許多反覆性的動作，乍看之下並不吃重，但經年累月下來會演變成長久性傷害，甚至嚴重妨礙工作及生活。因此，肘腕部疾病成為近年來骨科門診的常見問題，例如網球肘、上肢肌腱炎、媽媽手、腕隧道症候群、扳機指等，很多人都深受其苦。特別擾人的是，這類病痛很不容易痊癒，或好了又反覆發作，因為人們幾乎天天都要使用雙手，根本沒有機會停下來讓它好好休息。

為了恢復雙手的力量，極簡運動療法針對上肢設計了四種簡單易學的動作。大部分的動作都是隨時隨處可做，不管你是想針對上肢的痠痛不適進行復健，或只是單純地紓解疲累，只要利用一些零碎的空檔時間，確確實實地練習，都會有很好的效果。

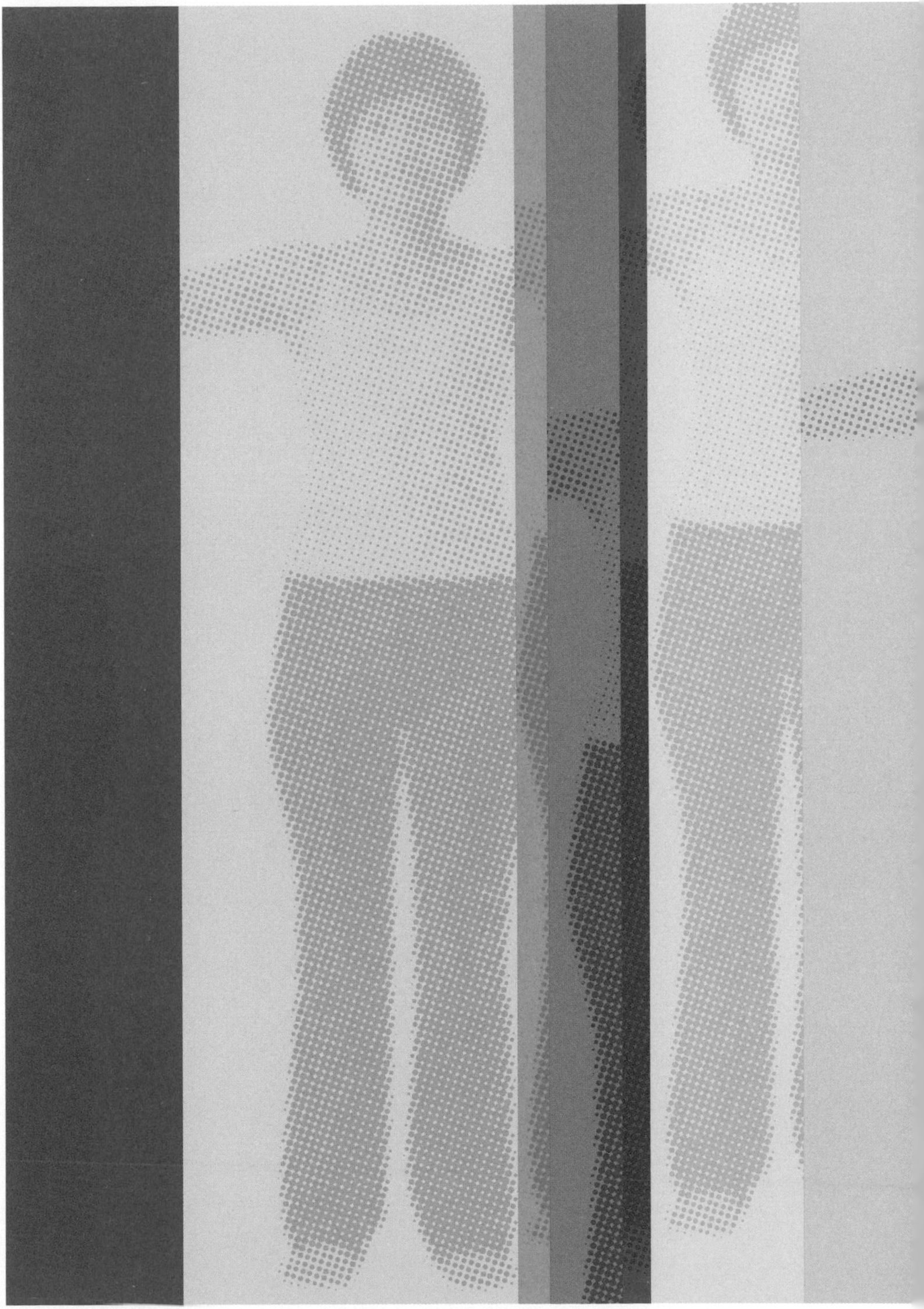

◎手腕部無力，手腕肌腱炎、媽媽手、手指肌腱滑膜炎、扳機指、腕隧道症候群。
◎末梢循環不良，手部易冰冷。

↓

運動2：展握雙拳運動

◎手指僵硬，活動不靈活，手部遲鈍，協調力不足，手指肌腱滑膜炎、扳機指。
◎末梢循環不良，手部易冰冷。

↓

運動3：指間統合協調運動

◎手指力量不足，工作時手指容易疲勞。
◎外傷後手指手腕力量恢復不完全。

↓

運動4：指力強化運動

※注意事項：此導覽圖僅供參考。若上肢有任何不適，請務必先就醫診治，再依照個人所需，選擇上列適當運動方式。

上肢運動療法導覽圖

說明：請針對你的體能和健康狀況，依照箭頭指示，找到適合自己的運動療法。

◎上肢無異常或不適

↓

運動1：輕旋肘腕運動
運動2：展握雙拳運動
運動3：指間統合協調運動

◎手肘痠痛，肌肉緊繃無法放鬆，上臂痠軟無力、工作不耐久。
◎網球肘、高爾夫球肘、其他上肢肌腱炎。

↓

運動1：輕旋肘腕運動

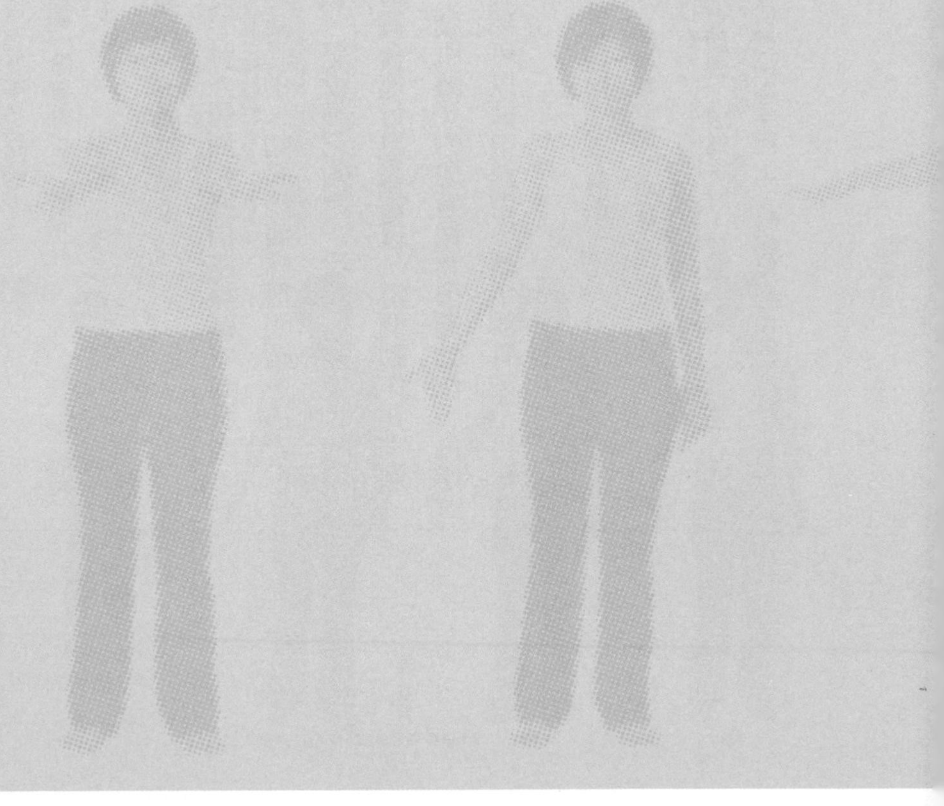

手腕是不是放鬆了?手掌、手指是不是放鬆了?如果有困難，先握緊拳頭五秒，再張開手指五秒，反覆做三次，就容易多了。

3 運動是輕鬆愉快的，像要翩翩起舞般。在心中加上節奏，動感將更加明顯。

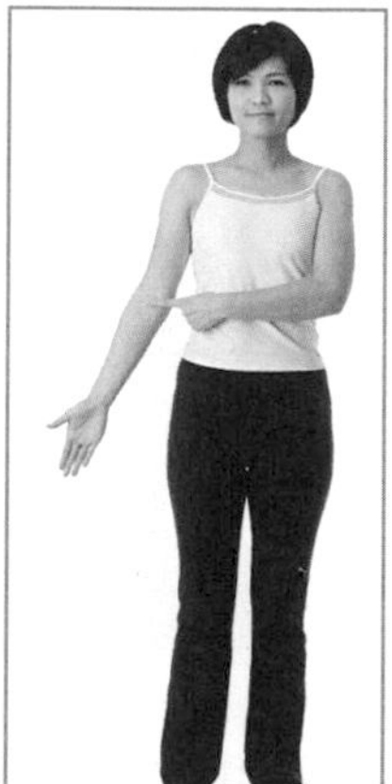

④

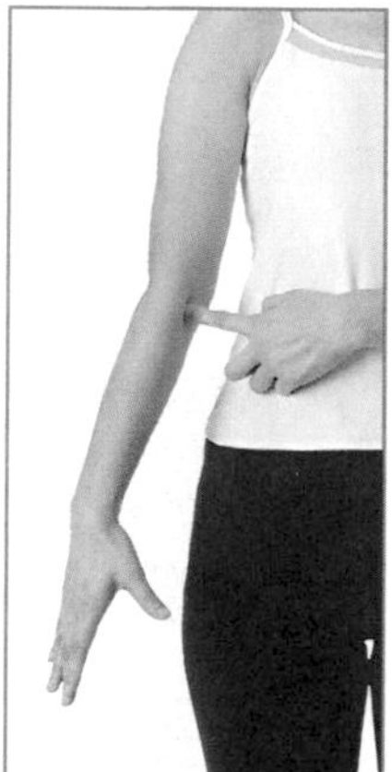

⑤

▼你可以做得更好

1 加入腹式呼吸，隨著運動，在輕盈的手肘旋轉中，你可以吸吐得更細、長、慢、勻。吐氣時，感覺將累積在肩臂肘腕的污穢之氣完全釋放出去，手將越來越輕，動作也會越順暢。

2 舌尖輕抵上顎。

3 轉動得更自在時，肩頸應能感受到由手肘傳送來的顫動，猶如對上臂與肩頸輕輕地按摩。敏感的人會感到手臂、手掌有股熱氣或麻麻的感覺，再摸摸手臂肌肉，會發現它變得柔軟而有彈性。再測試輕壓由手腕外側到大拇指的肌肉，如果原來的痠痛已得到緩解，就表示你的組織將開始進行自我療癒。

手肘是上肢活動的中心點，移動前臂的肌肉終止在這裡，移動腕部及手指的肌肉則多起始於此。因此，掌握手肘的運動，可以有效省時地改善上肢活動的協調性，使各部位的肌肉與

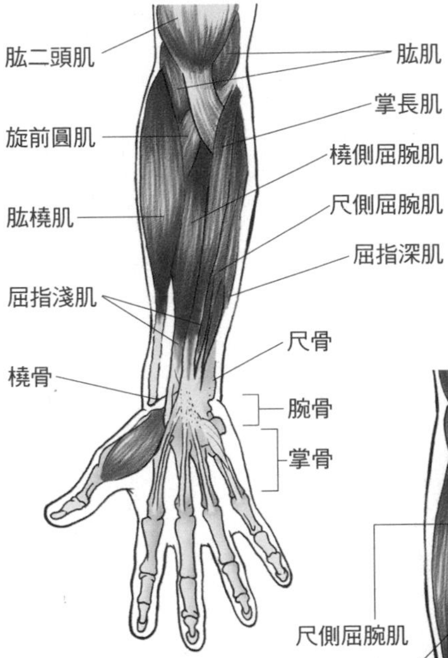

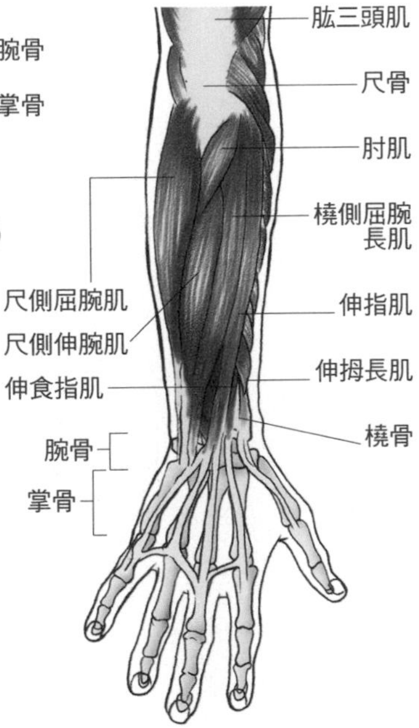

輕旋肘腕和
展握雙拳運動
所訓練強化的
肌肉骨骼

輕旋肘腕運動，促使肘部及前臂的肌肉骨骼群得到舒緩及恢復彈性與正確位置。展握雙拳運動，則使伸側與屈側肌肉群獲得強化與耐力 。（左圖為右手前臂腹側，右圖為右手前臂背側）

肌腱平衡，該鬆則鬆，該緊則緊，不僅能使用得更有效率，還能減少慢性疲勞所造成的損傷。

上肢的陰陽面共有六條經絡，肘關節是經絡聯絡臟腑的主要處所。因此，藉由手肘的運動，並不是只有強化局部力量，還可以事半功倍地達到舒通經絡及調和內臟的作用。這六條經絡分別是手太陰肺經、手少陰心經、手厥陰心包經、手陽明大腸經、手太陽小腸經，以及手少陽三焦經。

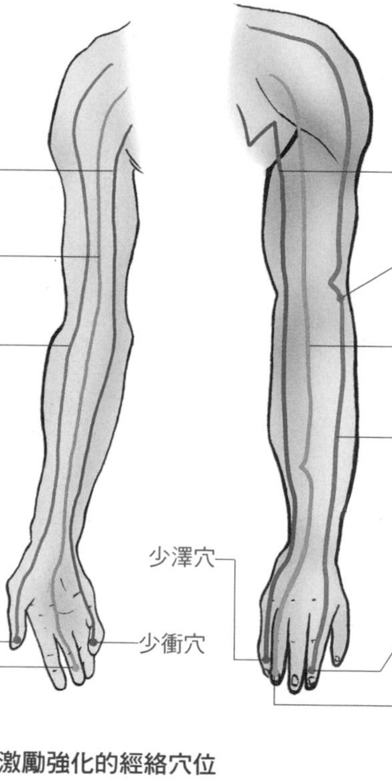

上肢運動主要激勵強化的經絡穴位

上肢運動強化上肢的六條重要經絡，並提供人體功能的協調統合能力。（左圖為上肢內側，右圖為上肢外側）

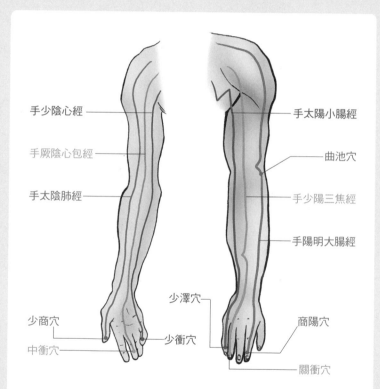

運動 2

展握雙拳運動

「媽媽手」及「腕隧道症候群」復健、強化上肢肌力

▼專門改善：腕隧道症候群、媽媽手、扳機指、網球肘、高爾夫球肘

手腕長時間處於施力與背屈狀態，可能會造成手腕部位的橫腕韌帶增厚，壓迫到正中神經，手心手指便會感到麻木無力，也就是常聽到的「腕隧道症候群」。如果壓力集中於肌腱，那麼可能造成大拇指外側肌腱的發炎，因這種症狀好發於年輕媽媽身上，所以被稱為「媽媽手」。若是發炎造成手指屈側肌腱腱鞘發炎而致無法自由伸屈，甚至卡住而發生聲響，就會形成「扳機指」。

因此，肘臂經過充分的放鬆與休養後，還必須進行耐受力的訓練，才能夠應付平日工作與娛樂所需，避免產生上述症狀。「展握雙拳運動」可強化手部的肌力，是隨時隨地皆可從事的訓練。手腕部時常感到無力，或是已經患有媽媽手、腕隧道症候群的人，都能藉著這個運動來強化力量。

▼運動步驟

1坐立皆可，給自己一個舒適的姿勢。依順序放鬆肩膀，放鬆手肘，放鬆手腕，放鬆手心手背，放鬆手指。❶

2用力緊握拳頭，宛如要捏碎東西一般，持續二十秒；然後將手用力打開，手指伸直到底，各指間距離撐到最大，維持二十秒。兩手可分開或同時做，但剛開始練習時，一次做一手較佳，精神越集中，感受會更好。握拳時大拇指建議放於其他四指之外，使大拇指較易施力。❷❸

3重覆以上動作。建議由每回十次做起，逐漸增加，以達到二十次為目標。

4運動時心中默數秒數，加入節奏感。

禁忌：手腕部的疾病處於急性發作期或有顯著疼痛時，應以休息為原則；訓練的動作宜等症狀緩解後，或經醫師同意後才進行。

▼練習要訣

1練習時精神要集中。力量只施於雙拳，手肘肩膀以放鬆為原則。此時目標在於強化手肘以下的力量。握拳、展拳時間需至少維持十秒以上，過快的握拳、展拳，反而容易引起肌腱

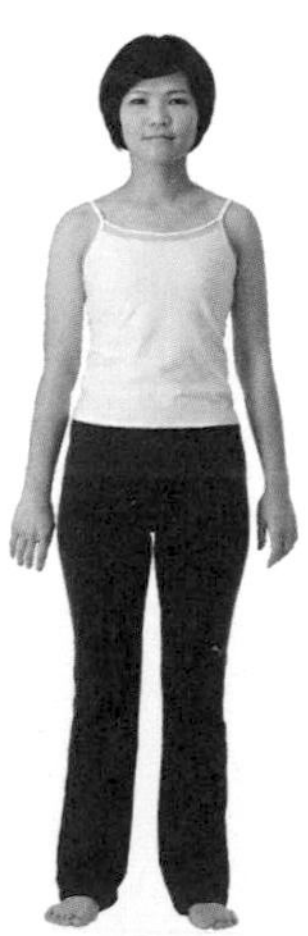
❶

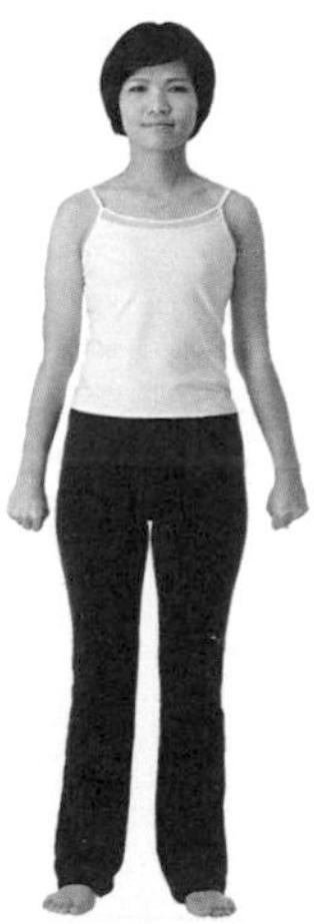
❷

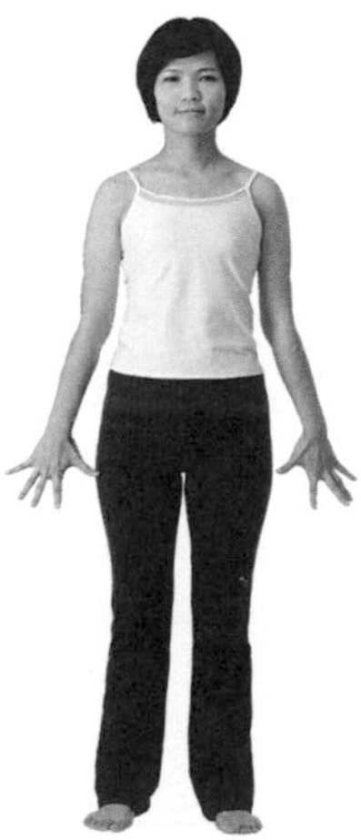
❸

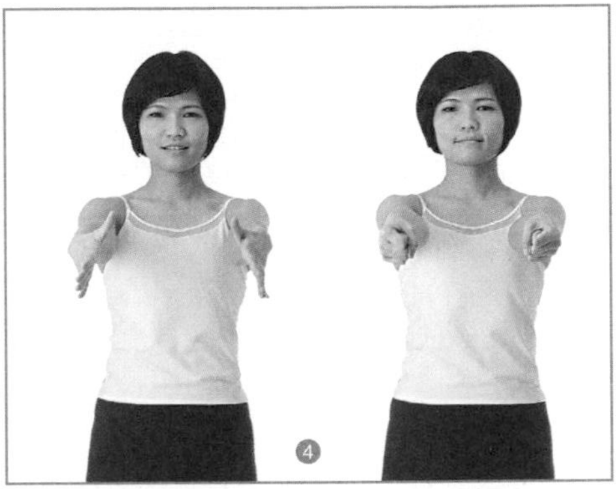

❹

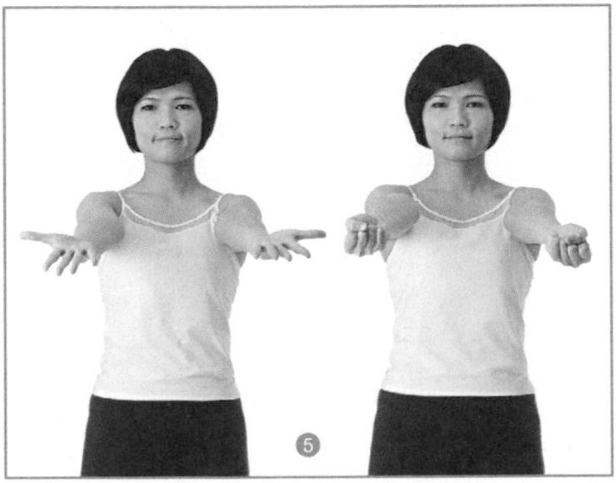

❺

發炎，必須避免。如已經患有肌腱炎的人，尤其要避免無意識的按壓或不正確的甩手動作。

2練習時，如果拳心向前，前臂外側肌群會得到更多的訓練，對於肱骨外上髁炎（網球肘）及大拇指外展肌腱炎（媽媽手）的患者，具有良好的復健效果。如果拳心向外側而掌心向上時，對於肱骨內上髁炎（高爾夫球肘）及手屈側肌腱炎的患者，具有較佳復健效果。❹❺

3如果想強化肩頸的力量，可採用上肢平舉，展握雙拳；此時你會發現肩部的肌肉會隨著握拳運動而施力，肩、頸部及上臂的肌肉會得到比較強的訓練。❻❼

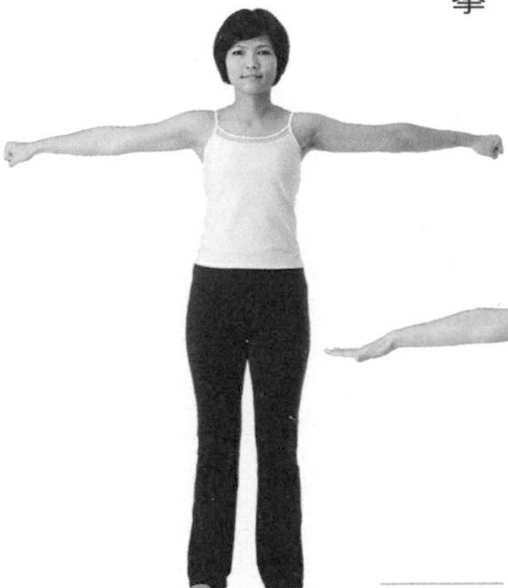

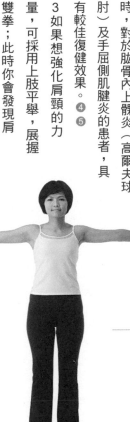

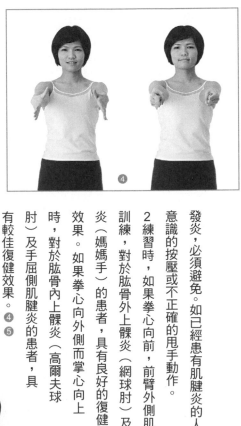

❻

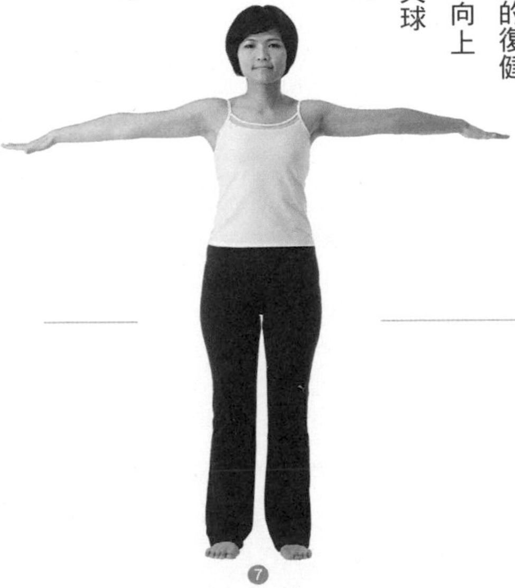

❼

▼你可以做得更好

1 加上腹式呼吸，握拳時吸氣，展拳時吐氣。

2 舌尖輕抵上顎。

3 肩要鬆。敏感者拳心向前時，可能體會到熱熱麻麻的感覺，沿著大拇指及前臂外側向上傳達，有助於肺經與大腸經的鍛練；拳心向外側而掌心向上時，敏感者會感覺小指及手臂內側有熱熱麻麻的感覺，而有助於小腸經與心經的鍛練。

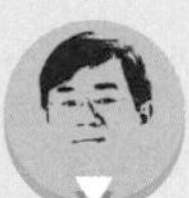

▼游醫師開講

「展握雙拳運動」偏重於肌力的訓練，是一個隨時隨地可做，且不需任何工具協助的好方法。由於人體結構的關係，一樣的握拳展拳運動，在不同的施力角度，會產生不同的訓練效果。從經絡循行的觀點來看，這是因為每一種特定姿勢，都有特殊的導引作用，對學習氣功的人來說，是一件相當有趣而且值得深入研究的地方。

▼專門改善：手指不靈活、協調力不足、手部冰冷、指腕受傷後的復健

手指間有許多細小的肌肉，幫助我們完成精密的工作，「指間統合協調運動」可訓練這些精細的肌肉，並提升感覺統合能力。手指不靈活、協調力不足，甚至手部常感到冰冷的人，都可以透過「指間統合協調運動」來改善。有些人在手腕部受傷後，往往還感覺到僵硬或功能尚未完全恢復，總覺得鈍鈍、怪怪的，可藉由此一運動來達到功能的提升。

▼運動步驟

1 雙手平舉，肘部彎曲，掌心向著自己，以可以清楚看到手指的活動為原則。

2 動作時，第三、四指併攏，其餘各指間充分張開。❶

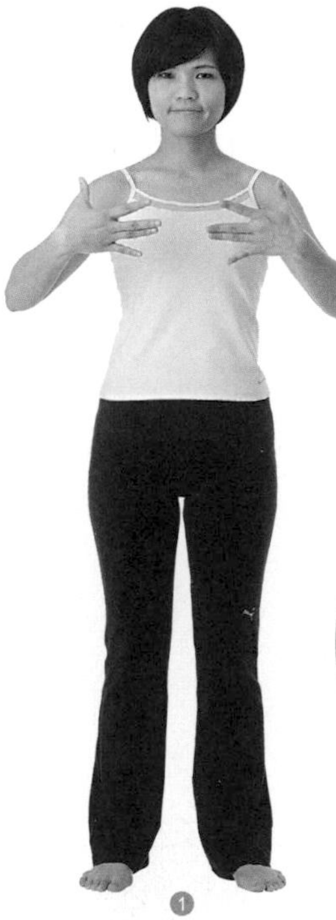

❶

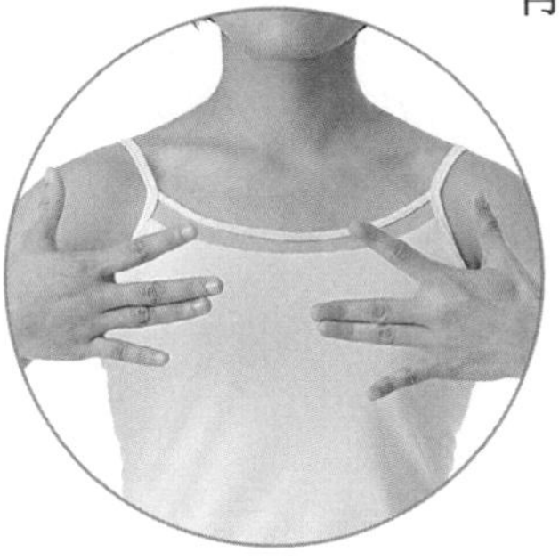

3 改變動作，第二、三指及第四、五指併攏，其餘各指間充分張開。❷

4 反覆以上動作，當靈活度增加時，指形變換速度亦隨之增加，好像剪刀反覆開闔一般。練習次數不拘，以靈活快速為目標。

▼練習要訣

1 動作必須確實，該併攏與該張開的手指要明明白白，寧可慢慢做完全，也不宜動作含混不清。

2 動作時，分開的手指宜盡量拉開距離，使手指間的活動範圍加大，指間肌肉的力量也能增強。

▼你可以做得更好

1 加入腹式呼吸，以吸氣，做一個動作；吐氣，做另一個動作為宜。至於是哪個動作吸氣，哪個動作吐氣，則沒有限制。

2 舌尖輕抵上顎。

3 兩手指尖相對，感受到兩手之間互動的力量。敏感者會覺得指尖與指間微微發熱，手指姿勢變換時有一股脈動的感覺。

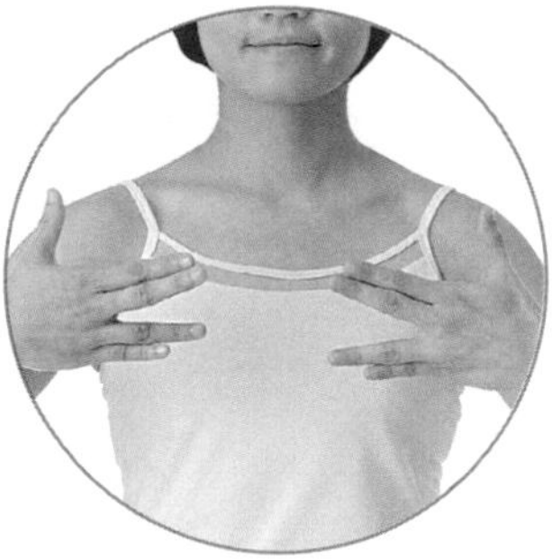

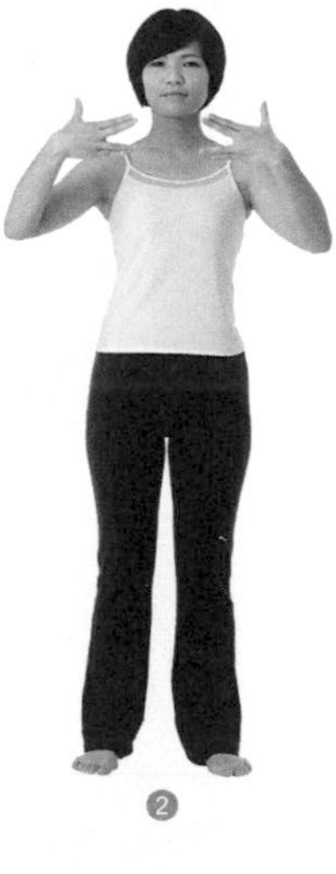

❷

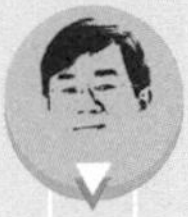

游醫師開講

手指間的肌肉，結構非常複雜，我們暫且通稱為指間肌。這部分的肌肉，很少受到特別關注，但卻和末梢神經的敏感度以及感覺統合能力密切相關。經過「指間統合協調運動」訓練後，雙手能更加靈活，而且對末梢循環幫助很大，冬季容易手部冰冷的人，也應該多加練習。

手指是上肢共六條經脈的起點或終點。看過金庸小說《天龍八部》的人應該對段譽的「六脈神劍」印象深刻，或許是虛構的，卻已經點出「六脈」的重要性。藉由手部運動直接刺激，可引導六條經脈的氣血循環，有助於養生抗老。尤其是防止腦部的退化及老年失智，也有良好的功效。

指間統合協調運動主要激勵強化的經絡穴位

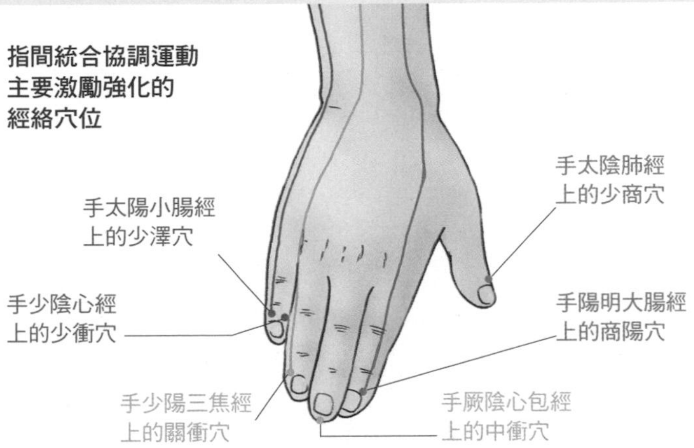

指間統合協調及指力強化運動，直接強化匯集於手部的上肢六條經絡。

運動 4

指力強化運動

加強手指力量、提升工作耐受度

▼專門改善：指腕肌腱滑囊炎、扳機指、媽媽手、腕隧道症候群

現代人的工作中，指腕力扮演著重要的角色。有的工作需要足夠的力量，如木工、電子業中的插件、搬板作業，手工藝業乃至家事等等；有的工作雖用力不大，卻是不斷地重複相同的動作，如電腦輸入、繪圖等等。因此，臨床門診中，與手腕、肌腱、韌帶、滑液囊及局部神經壓迫的相關案例可說是與日俱增，常見的有：指腕肌腱滑囊炎、扳機指、媽媽手、腕隧道症候群等。如果是這種情況，除了前面建議的運動外，還需要進行「指力強化運動」直接加強手指頭本身的力量。只有當你的力量夠強，才能在需要反覆使用指力的工作中勝任愉快。

▼運動步驟

1 尋找高度適當的桌椅，坐在椅子上，雙手五指張開，撐在桌面上。手指以「指腹」與桌面

接觸，手指末端指節略與桌面垂直，可增加接觸面積並避免疼痛。手指間關節微屈，便於施力。❶

2 利用身體向前傾而於雙手產生壓力，迫使雙手十指承受部分身體的重量而需用力抵抗。壓迫力量以雙手手指得以順利承受為原則，避免過度使力及疼痛。維持這個姿勢約十秒鐘，回復身體坐正，雙手十指壓力解除。❷

3 反覆以上動作。每回施作二十次，一日練習四回為原則。

▼練習要訣

指間關節要保持適當的微屈，力量透過各指節穩定傳遞，才能承受力量而不致扭傷。

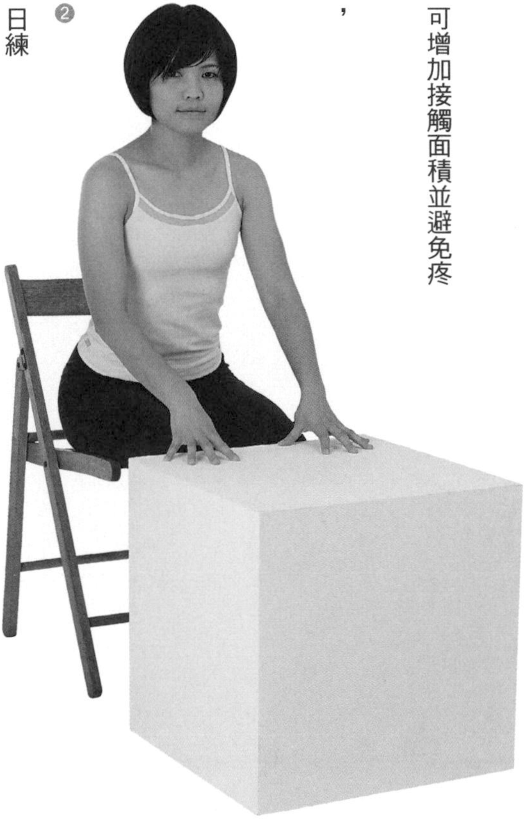

❶

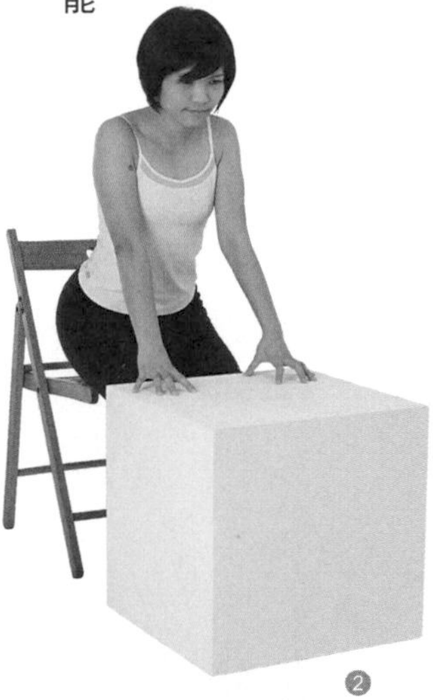

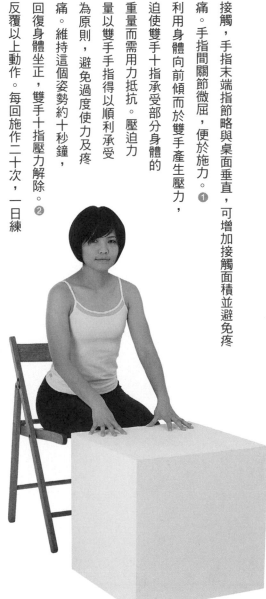

❷

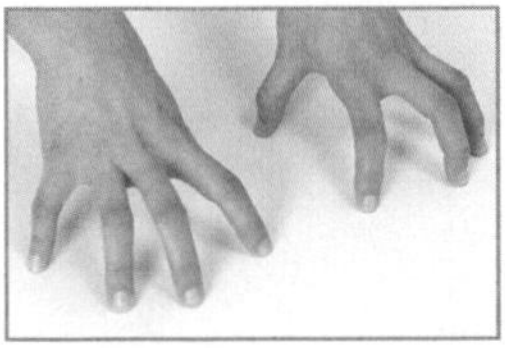

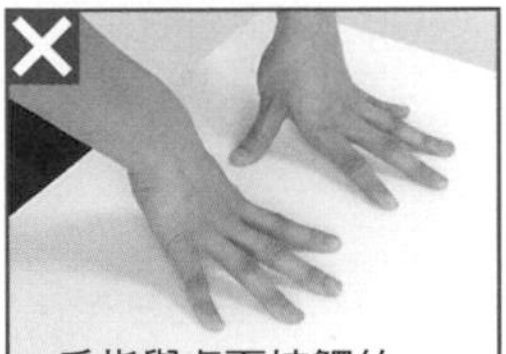

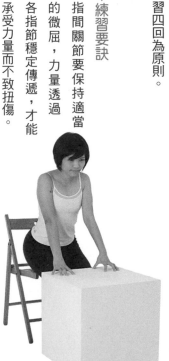

手指與桌面接觸的角度不對

▼你可以做得更好

1 加入腹式呼吸，不用力時吸氣，雙手承受力量時要吐氣，可增加手指對力量的承受度。

2 感受到身體的壓力經由手肘、手臂、手腕、手掌，傳遞到每一個指節及指尖。手肘手臂及手腕均放鬆，力量的穩定傳遞靠的是各大小關節間正確的位置而來。

3 敏感者在吐氣時會感到有熱氣沿著手臂、手腕傳達到手指，感覺肌腱關節得到適當的濡養，因此變得更有耐受力、更有彈性。

4 結束運動時手指自行輕輕抓合，讓手指間肌肉放鬆，再做幾次「指間統合協調運動」後才休息。

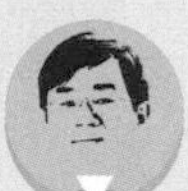

游醫師開講

「指力強化運動」與「指間統合協調運動」同樣具有促進手指精細活動與整體統合的功能；但更強調力量本身的重要，以及各關節在承受力量時應如何放置在正確位置，以發揮最大的人體工學效率，減少因姿勢位置不佳帶來的傷害。

運動時十指尖直接受到壓力，因此會直接刺激上肢六條經脈，包括肺經、心包經、心經、大腸經、三焦經及小腸經，強力促進其氣血循環，對整體健康也會產生積極統合的作用。冬天手指容易覺得冰冷的人，經過「指力強化運動」的鍛練，也能得到一定程度的改善。

8 下肢運動療法

【極簡運動對症篇】

功效：強化大腿和小腿肌力、促進下肢血液循環、恢復髖關節活動度、提升精力、延緩老化、增進平衡力、強化下肢肌耐力、調和全身經脈、防止久坐後的疼痛、緊實臀部肌肉、足底筋膜炎及跟腱炎復健、活絡下肢六經脈、緩和放鬆髖關節哺乳動物中能以雙腳站立的並不多見，人類是個特例，使我們得以空出雙手，而變得「雙手萬能」。要使這個能力更健全，就必須鍛練自己，讓下肢有更好的肌耐力、柔軟度以及平衡力。此外，下肢經脈也和人體的臟腑功能密切相關，這在許多養生觀念中都被反覆強調，像我們常聽到「腿好，身體就健」的說法，就是一個例子。

但是偏偏現代人大多都缺乏足夠的下肢運動，使得肌肉逐漸退化無力，加上長時間久坐，讓膝蓋過度彎曲，膝蓋骨（髕骨）與其下方的大腿骨間的壓力變大，造成膝關節即使沒有受到勞動壓力，也可能提早退化。一開始往往在久坐起身時，膝關節會有疼痛感，但只要稍加活動一下就可得到緩解；隨著情況越來越嚴重，疼痛感會更明顯，甚至會影響到日常生活和工作。

這裡提供了六種可強健下肢的「極簡運動」，大部分都是坐在椅子上或小空間裡就可進行的簡單動作，讀者只要跟著練習，便能有效提升下肢肌耐力及平衡力，不僅可以改善目前已經產生的疼痛症狀，也可延緩關節的退化，享受健步如飛的自在生活。

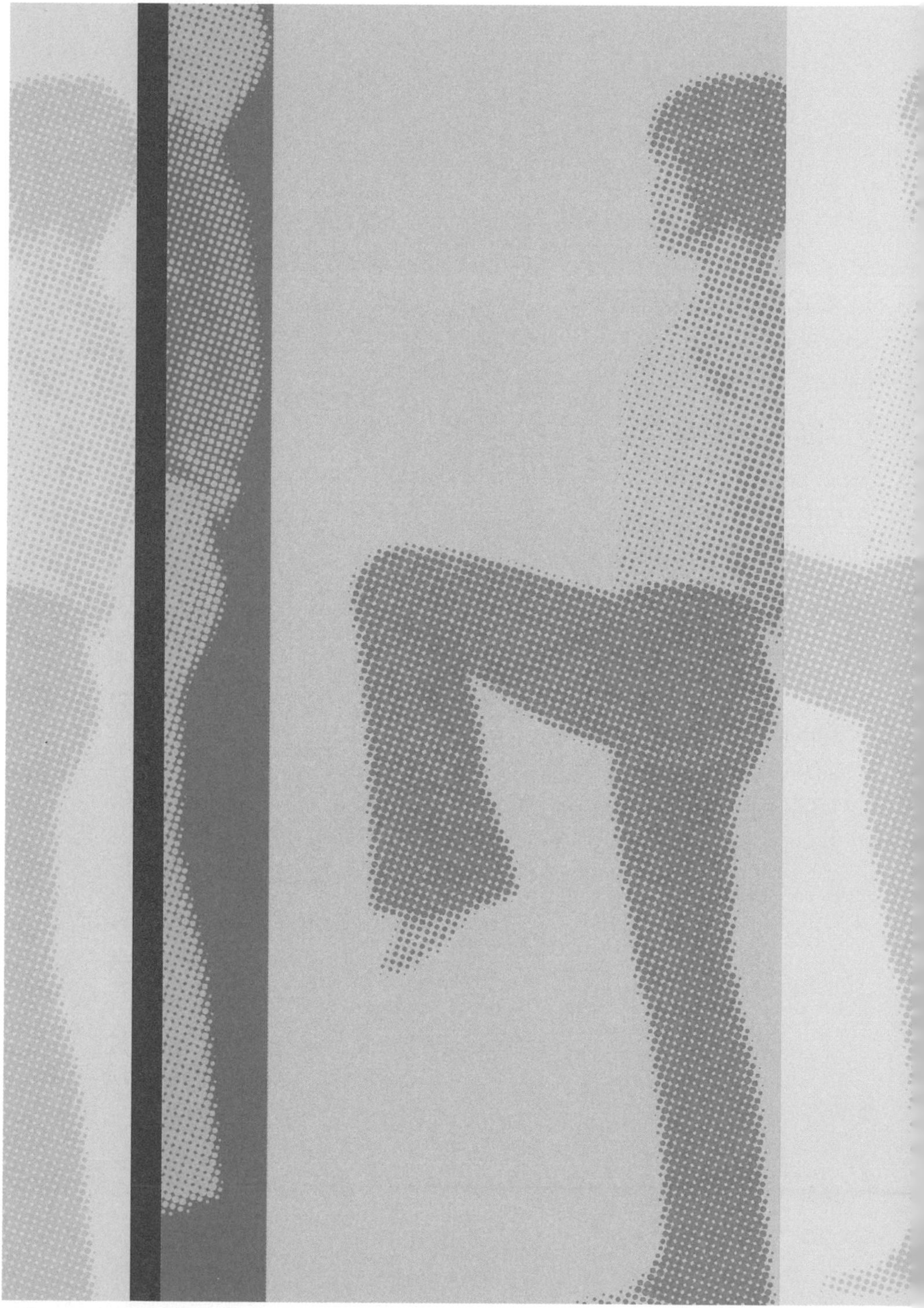

◎腳跟疼痛，後小腿疼痛，足底筋膜炎，小腿抽筋，跟腱炎。
◎足部及足趾僵硬不靈活

↓

運動5：踮腳運動

↓

◎下肢無異常或不適

↓

運動1：伸腿伸踝運動
運動2：髖部激勵強化運動
運動3：下肢統合平衡運動
運動4：提臀後踢運動

◎髖關節較緊繃，腰部緊繃，臀部緊繃而無法練習運動2者。

↓

無紅腫熱痛者，先於髖部局部熱敷15~20分鐘。

↓

運動6：髖部伸展補充運動

↓

運動2：髖部激勵強化運動

↓

◎下肢無異常或不適

↓

運動1：伸腿伸踝運動
運動2：髖部激勵強化運動
運動3：下肢統合平衡運動
運動4：提臀後踢運動

※注意事項：此導覽圖僅供參考。若下肢有任何不適，請務必先就醫診治，再依照個人所需，選擇上列適當運動方式。

下肢運動療法導覽圖

說明：請針對你的體能和健康狀況，依照箭頭指示，找到適合自己的運動療法。

◎下肢無異常或不適

↓

運動1：伸腿伸踝運動
運動2：髖部激勵強化運動
運動3：下肢統合平衡運動
運動4：提臀後踢運動

◎髖關節緊繃僵硬、外張不易，不易大步行走及盤坐。
◎腰部痠疼併臀部痠疼，跨腳困難、腹股溝緊繃痠疼。

↓

運動2：髖部激勵強化運動

◎走路不穩或感覺費力，平衡感欠佳，易跌倒，腰腿力不足，耐力較差。

↓

運動3：下肢統合平衡運動

◎大腿肌肉無力，膝關節炎，膝關節不穩定，膝關節攣縮彎曲、無法伸直。
◎小腿肌肉緊繃疼痛，易抽筋。
◎踝關節活動不良、僵硬，跟腱炎。
◎下肢循環不良，靜脈曲張，足部易冰冷。

↓

運動1：伸腿伸踝運動

◎大小腿後側無力，小腿痠疼緊繃。
◎臀部疼痛或久坐疼痛
◎臀部肌肉鬆弛，臀部下垂。
◎下肢循環不良，足部容易冰冷。

↓

運動4：提臀後踢運動

運動 1

伸腿伸踝運動

強化大腿和小腿肌力、促進下肢血液循環

▼專門改善：膝關節炎、踝關節炎、跟腱炎、靜脈曲張

從現代人久坐的生活型態來看，增加下肢的活動量，應當是保健強身的重要選項。但是每個人似乎都有「沒時間」、「怕麻煩」等等的理由，讓自己逃避應有的運動。「伸腿伸踝運動」是一個即使是坐著練習，也能提供下肢適當運動量的動作，可說是每一位上班族必修的課程。這個運動被東西方醫學廣泛地推崇，因為它不僅可強化大腿、小腿的肌力，還可促進下肢的血液循環，對於大腿肌肉無力，或是患有膝關節炎、踝關節炎、跟腱炎、靜脈曲張的人，都非常適合。

▼運動步驟

1 選擇高度適中、有靠背的椅子。椅子的高度大約以雙腳可輕踏於地面、而膝蓋略呈九十度為原則。坐在椅子上，背部可靠著椅背，也可離開椅背。❶

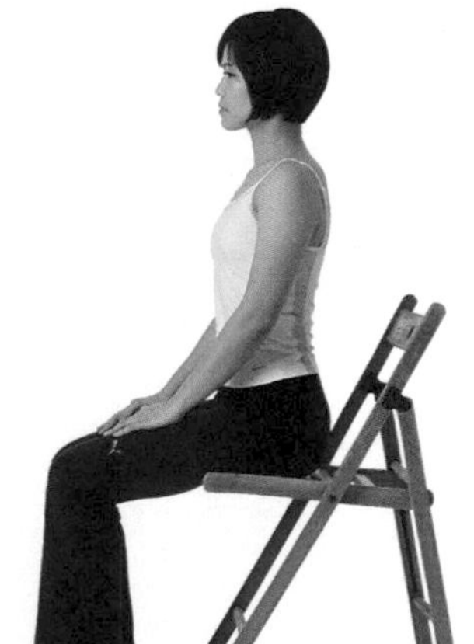

❶

2抬起一腿至與地面平行，伸直膝蓋。腳踝往上翹到極限，腳掌及腳尖盡量往上，維持此一姿勢十秒鐘。❷

3而後腳踝往下踩，腳掌及腳尖盡量往下，維持此一姿勢十秒鐘。❸

4反覆此一動作十到十五次為一回。先練習完一腿的動作，才換另一腿。每日四回。每一回動作中腿不要放下來；換言之，必須維持抬腿三至五分鐘，才能獲得足夠效果。

5運動中加入節奏感，心中默數節奏，腿會比較不易感到疲累，可達成訓練目標。

▼練習要訣

1運動時背後要有靠墊為佳，可減少腰部負擔。尤其是年紀較長或腰部有退化性疼痛的人，以靠背練習為原則。

2抬腿時膝蓋要盡量打直，腳掌也應往上翹到底，如此可明顯感覺到腳踝及後腳筋被充分伸展。如果膝部太緊縮，或腳踝、小腿肌肉太緊的人，應該先

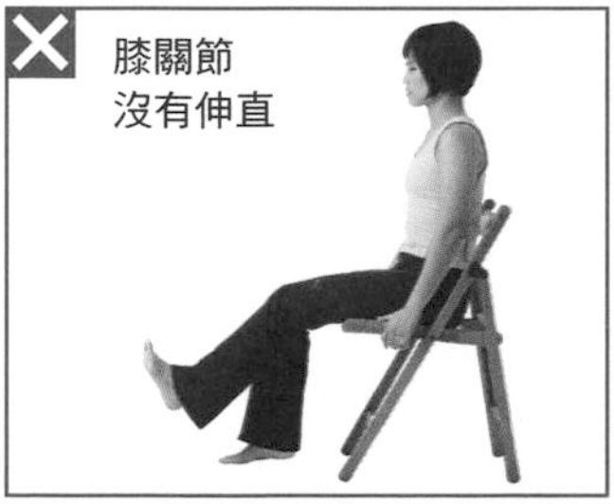

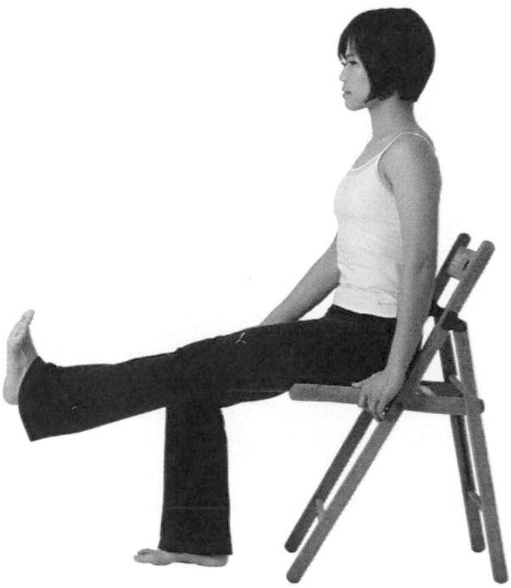

❷

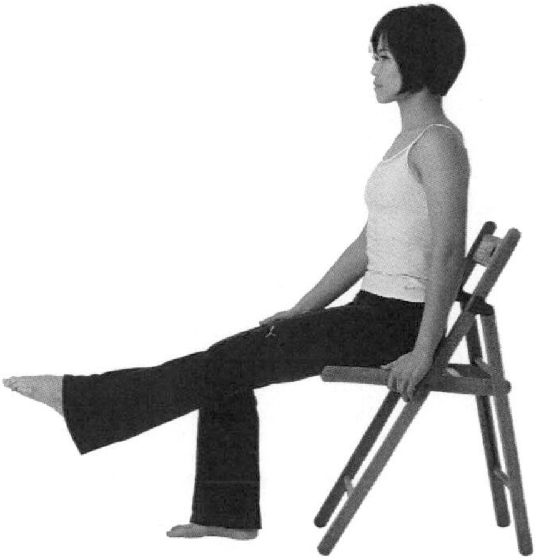

❸

以熱水袋或電熱毯熱敷十五分鐘，再進行練習，這樣可能會容易得多。

3 腳掌往下踩時要到底，確保小腿肌肉已充分收縮，腳踝已充分向下伸展。小腿緊繃或容易抽筋的人，剛開始訓練時，動作可以輕緩一些；等到肌肉不再如此緊繃時，再將腳掌下踩做到底。

4 每回動作中，除非力量已不足而需進行休息，否則應維持抬腳離地水平。這樣雖然比較辛苦，但能達到足夠的運動量。許多人從事類似運動，效果卻不好，多數是因為反覆將腳放下休息，做一下、休息一下，甚至用晃腳來取代抬腿，這些都無法提供下肢足夠的肌耐力與柔軟度訓練。要達到三分鐘以上的運動量，對較衰弱的人來說，的確要經過一段努力。但是，只要堅持下去，一定可以看到運動的成效。

5「伸腿伸踝運動」雖然要經過一段時間訓練才能做好，但千萬不要勉強，能循序漸進就是最大的鼓勵。腿力不足的人，一開始練習如果有肌肉痠痛現象，可採用局部熱敷來協助恢復。等力量足夠了，痠疼就不容易發生。

▼你可以做得更好

1 加入腹式呼吸，腳掌向上翹時吸氣，向下踩時吐氣。吐氣時將下肢的濁氣盡數吐盡。

2 舌尖輕抵上顎。

3 專心練習，一次練習一腿比較容易專注。兩腳一起抬，不容易將動作做到底，效果會打折扣。敏感者會感受到大腿的伸側與屈側間，有一種經過充分自我按摩後的舒暢感，熱熱微麻的感覺容易出現在腿的兩邊及後側。

游醫師開講

下肢的衰弱或老化，最早出現的徵兆常是肌肉開始變軟、鬆弛、萎縮，特別是位於大腿前方的股四頭肌、後方的股二頭肌，以及小腿後方的腓腸肌與比目魚肌。肌力的減弱多半是在不知不覺中進行，等到發現時，想要恢復就不是那麼容易了。第二個徵兆是肌腱韌帶的緊縮，造成關節不能充分伸直，在下肢中以膝關節最為常見。這時關節軟骨很可能已受到相當程度的損傷，造成下肢受力的不正常，因此會加速退化，變成惡性循環。由於缺乏恰當的運動，下肢的末梢血液循環也可能變差，使得組織修補能力更加不足。「伸腿伸踝運動」可強化主要肌肉群，促進下肢各關節回復既有的活動範圍，改善下肢血液循環，並達到緩解疼痛、恢復功能的目標。

下肢也共有六條經絡，除本身所在處的局部功能外，與五臟六腑的健全密不可分。這六條經絡包括胃經、膽經、膀胱經、腎經、肝經、脾經，主要與消化系統、泌尿生殖及內分泌系統關係密切。「伸腿伸踝運動」採用坐姿蹬腳的方式，往天往地伸展，可促進上述經脈氣血循行。

下肢運動主要激勵強化的經絡穴位

下肢運動強化下肢六條重要經絡，除了局部力量的增進外，與消化、泌尿生殖及內分泌系統的功能與協調關係密切，對久坐的現代人尤其重要。（左圖為正面，右圖為內側面。）

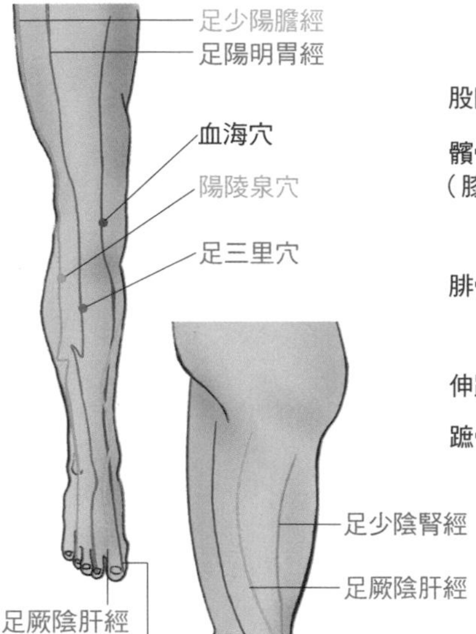

下肢運動強化的肌肉組織

下肢運動強化下肢肌肉群，促進下肢關節恢復既有活動範圍及功能，能延緩老化及維持體能。（左圖為正面，右圖為內側面。）

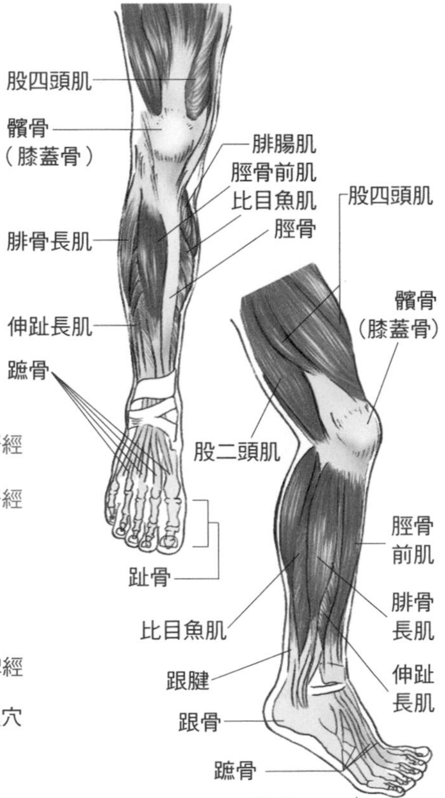

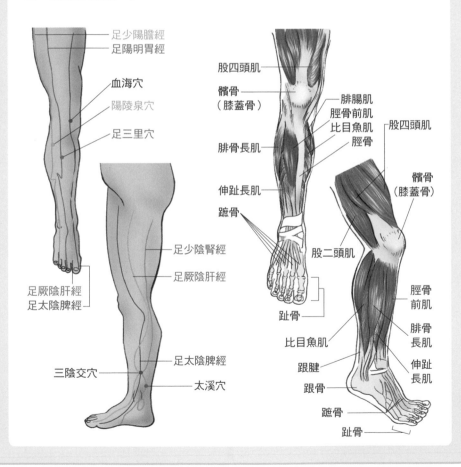

運動 2

髖部激勵強化運動

恢復髖關節活動度、提升精力、延緩老化

▼專門改善：下肢活動不靈活、腰髖部僵硬、髖關節緊繃

髖關節是人體最大的關節，藉以向上承載軀幹，使人的雙腳可以站立，並且能從事蹲跪跑跳等動作。這些動作是依靠髖關節周圍複雜的肌肉群交織配合，同時與腰背、膝、踝、足的通力合作才能完成。假如髖關節的活動不足，許多比較困難的動作便不可能完成，因此，無論是學習體操、舞蹈、京劇、武術、雜技，都得痛下苦功，突破拉筋劈腿的瓶頸，才可能有所成就。其中最大的課題，便是增加髖關節的活動度。

一般人日常生活所需的髖關節活動範圍雖然沒有那麼大，但一旦不足，就會加速下半身的退化。大家常說走路爬山要靠「腰腿力」，這意思是說行、走、坐、臥是一個複合性動作，如果髖關節機能不佳，腰椎與膝蓋就必須承受更大的活動壓力，才能順利完成，經年累月下來，脊椎與膝關節的退化便隨之而來。如果你感到腰痛或膝痛，可以試著輪流將一側小腿翹在對側大腿上，比較

一下髖關節的活動度是否有所不同。臨床經驗顯示，有相當大比例的患者，疼痛側的髖關節會變得比較僵硬。

許多人可能有過類似的經驗，一翹起二郎腿就被長輩斥責「沒坐相」或是不禮貌，許多人也傳說翹腳會造成骨盆傾斜。事實上，一般的翹腳，是將一側大腿放在另一側，造成兩側大腿夾緊，這樣會減少髖關節的活動範圍，造成髖部股內肌及腰大肌的緊繃，對健康相當不利。而「髖部激勵強化運動」的作法，是將髖關節向外展開和轉開，以舒展緊繃的肌肉，增加其活動範圍。至於正襟危坐，如果說是合乎禮儀，本身並沒有錯，但若加上缺乏適當的運動，就可能造成髖關節逐漸僵硬，不但自身的靈活度大打折扣，還會造成膝關節、踝關節及腰椎的負荷過重。「髖部激勵強化運動」是一個比較罕見的動作，建議此運動可以在家中私下的場合練習，我常開玩笑說：「此一動作姿勢不雅，但卻有益健康」。

▼運動步驟

1 選擇平坦可以舒適坐下的地方，如果是在地面，最好舖上軟墊，以免尾椎及踝關節碰觸堅硬地面而感到不適。

2 兩膝彎曲，膝蓋向外側打開，讓兩側腳底相抵合併。盡可能將腳跟往股間拉近。兩手手指握住腳掌，挺直脊椎，開展胸部，目光向前平視。

3 以兩手握住的雙腳為中心，兩膝外側反覆拍擊地面，就像蝴蝶鼓動雙翼一樣。拍擊地面時要努力發出聲音，才能充分開展兩側髖關節。❶❷

4 速度以輕鬆自然為原則，每分鐘約六十至一百下。維持以上動作三至五分鐘，使兩側髖關節開展放鬆。動作中加入節奏感，使動作更加輕快。

▼練習要訣

1 髖關節緊縮的人，一開始會不容易做到，此時可斟酌調整動作。兩腳雖盡量合併，但可離身體遠些。若腰部覺得壓力較大，可用小墊子置於臀部底下，使臀部略為抬升，腰就會輕鬆多了。兩膝尚無法拍擊到地面時，只需要努力將兩膝往外側開展晃動，仍然像鼓動翅膀般，等到關節慢慢柔軟了，就可以逐漸做到。

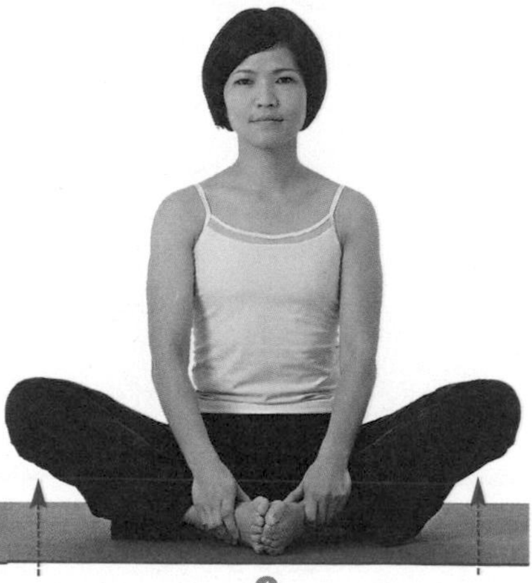

❶

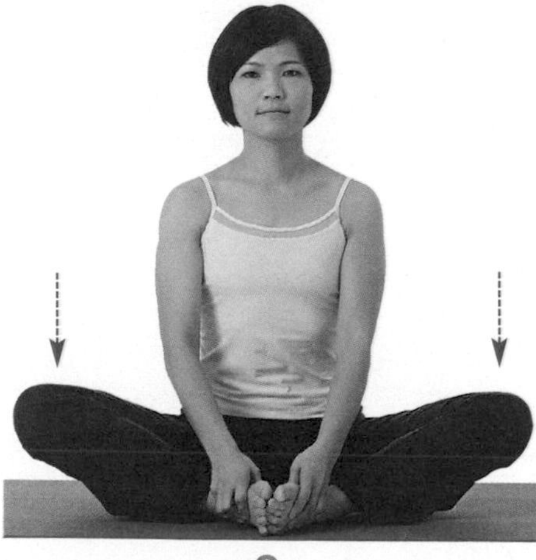

❷

2兩膝拍擊地面時，要感覺自然地拍動，幅度不能勉強。若仍然無法做到時，可用兩手輕壓膝部來協助。運動前也可先用熱水袋熱敷兩側髖關節約十分鐘，使局部溫度提高、肌腱更柔軟有彈性後，再行練習。

3動作熟練時，可將兩腿逐漸向身體靠近，以增加關節的活動範圍。

禁忌：嚴重退化性脊椎炎、脊椎滑脫、椎間盤突出、嚴重退化性

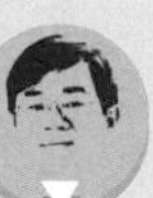

游醫師開講

「髖部激勵強化運動」可以快速有效地恢復髖關節的活動度，尤其是大腿內收肌肌腱的伸展，提升下肢運動的統合性與協調性，同時可改善腰痠背痛與膝關節疼痛。有些想要學習打坐但盤腿困難的朋友，建議可做這個運動。當髖關節更靈活時，盤腿會變得容易得多了。

當兩腳腳掌相抵時，左右兩側腎經的湧泉穴便靠在一起，可促進腎經的鍛練與強化，對泌尿生殖系統的活絡與內分泌系統的恆定具有積極作用。自然活潑的拍動會使得下肢內外側經脈受到極大的振奮。冬季手腳冰冷的人在適當的練習後，很容易獲得顯著改善。養生之道常說到要「頭涼腳熱」，這表示良好的下肢氣血循環是常保青春的重要法門，想在中年後仍擁有旺盛精力的人，可好好嘗試此運動。

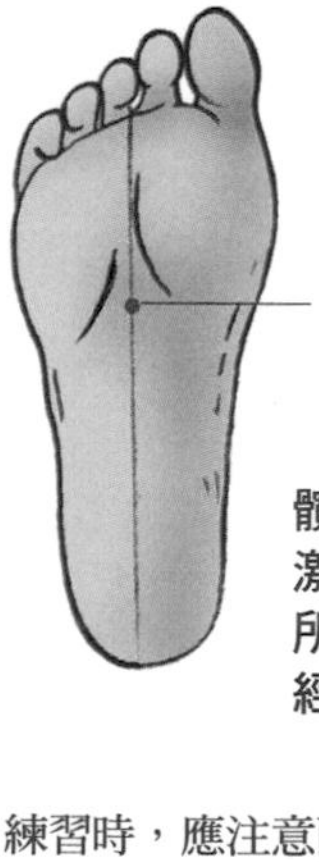

髖部激勵強化運動所強化的經絡穴位

練習時，應注意兩側腳掌心相抵，使兩側湧泉穴相合，促進腎經氣血循環的匯流。

髖關節炎、膝關節炎，或運動後感到不適的人，應該減量或避免這個運動。接受過脊椎或髖關節手術者，宜請教原手術醫師後再來練習。

▼你可以做得更好

1加入腹式呼吸，維持鼻吸口吐即可，不必拘泥於與動作之間的關係。

2舌尖輕抵上顎。

3隨著兩膝的拍動帶動腰腿的放鬆，跟著節奏，肩膀也隨之放鬆，於是全身融入「雙翼鼓動」的韻律中，宛如一隻翩翩飛翔的蝴蝶。敏感者會感受到兩大腿間有溫熱感，並延伸至小腿與腳掌心。

運動3 ▼下肢統合平衡運動

增進平衡力、強化下肢肌耐力、調和全身經脈

▼專門改善：走路越來越不穩，或是很容易跌倒、腰腿力不足

透過步態分析可以發現，行走事實上是個單腳輪流站立的行為，這有賴於巧妙的平衡能力才能完成。精確有效的平衡力，能使我們的骨骼肌肉系統，在最

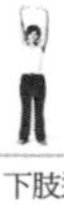

符合工學原理、最省力、最不傷害組織結構的狀況下，完成人們追趕跑跳碰的動作。然而我們的平衡力在二十歲之後就會開始退化，在六十歲以後，平衡力退化更成為高齡者跌倒受傷的主因，同時也會加速人體關節的老化。

平衡是個「用進廢退」的能力，即使有相當年紀，只要稍經鍛練，都能獲得顯著的進步。當你感到自己走路越來越不穩，或者是很容易跌倒、腰腿力不足時，可以藉著「下肢統合平衡運動」來增進平衡力，同時強化下肢的肌耐力。

▼運動步驟

1兩腳站立，腳跟併攏。兩手手掌相疊，置於腰後的中央線督脈之上。肩膀放鬆，頭頸正直，兩眼平視遠方。❶

2抬起左腳，維持大腿與地面呈水平，右腳單腳站立，維持此姿勢十秒。❷

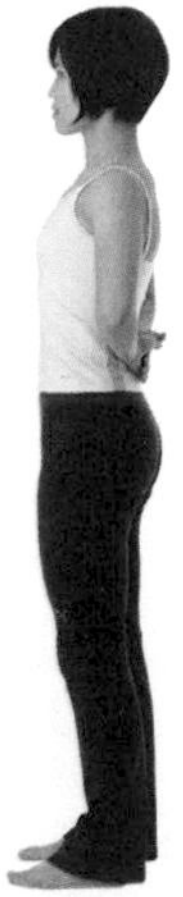
❶

3左腳繼續向上抬，至最高處，維持十秒。③
4左腳放下，輕輕向前踢出，腳尖略往向上翹，而後落地與右腳併攏。④
5右腳進行相同動作，左右交替為一次，每回以左右交替各練習五至十次為原則，每日早中晚共練習三回。
6如果不易取得平衡，可以兩手左右平舉來協助平衡。初學者或者是年紀較長的人，練習時應該靠近穩定的支持物，例如站在桌子旁或穩定的椅子之後，避免因平衡不易而受傷。維持平衡的時間與抬腳高度則因人而異，但一定要循序漸進，絕對不要勉強。⑤

▼練習要訣

1要達到平衡需放鬆肩膀與腰，感覺重心往下沉。站立之單腳保持彈性，膝蓋不宜過度緊繃，這樣便容易做到。
2抬腳動作分成三段，主要在於感受不同位置的平衡。動作轉換要輕鬆流暢、氣定神閒。一開始不易做到的人，可選擇任一段落練習，即使只是單純抬腳，也會有一定的效果。
3隨著逐漸熟練，可增加每一次單腳站立的時間，一方面增進平衡

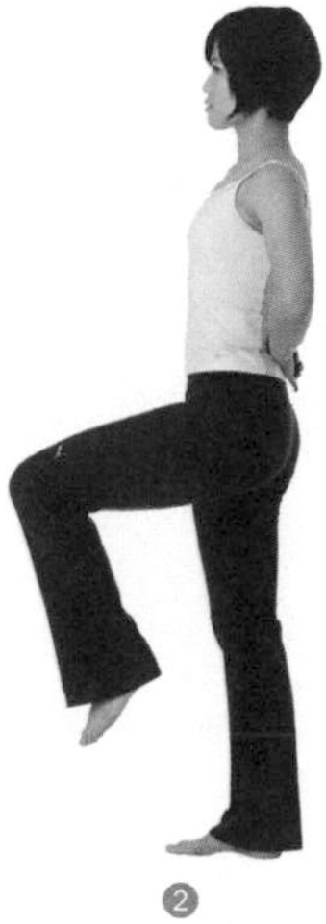
②

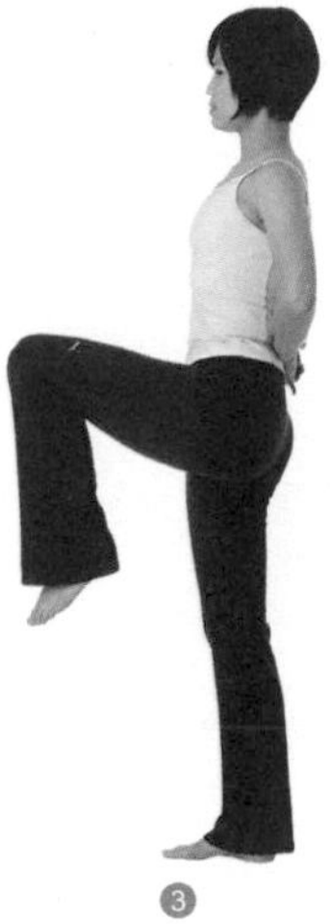
③

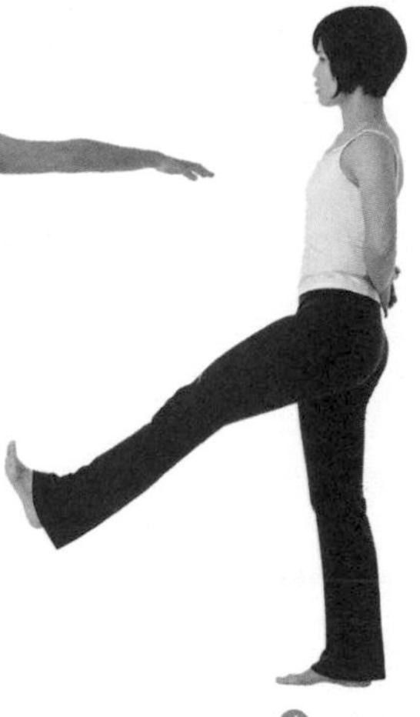
④

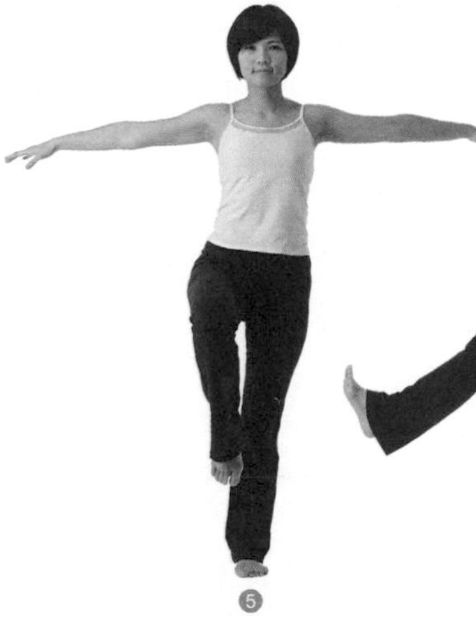
⑤

力，一方面強化肌耐力。

4隨著逐漸熟練，平衡會越趨自然。感覺由頭頂、心窩、會陰到腳底，宛如一根線將整個身體懸吊撐起一般，如此，平衡將呈現出一種平和的美感。

▼你可以做得更好

1加入腹式呼吸。腳抬高時吸氣，固定平衡姿勢時可自由吸吐。腳放下時吐氣。採用鼻吸口吐的方法。

2當站立得更穩定時，呼氣時頭微微抬起，吐氣時頭略微低下，猶如「鶴立獨行」一樣，把胸中的悲喜得失之氣全部吐盡。

游醫師開講

「下肢統合平衡運動」是個綜合能力的訓練。兩手交疊使心包經與三焦經相疊，情緒容易穩定平和，也比較容易體會到在三段變化中、靜態與動態平衡的深層感受。雙手置於背後督脈上，可達到調和全身經脈的功效。

運動4 提臀後踢運動

防止久坐後的疼痛、緊實臀部肌肉

▼專門改善：下肢肌肉僵硬無力、臀部肌肉鬆弛下垂、臀部疼痛或無法久坐、下肢循環不良

久坐的生活型態，讓我們的臀部肌肉很早就開始萎縮，不僅組織鬆弛下垂，還很容易彎腰駝背，讓體態變得不平衡。要防止臀部下垂、維持健美體態，「提臀後踢運動」就是最佳的訓練，它可強化大小腿的肌力，並且可幫助臀部肌肉緊實。久坐會感到疼痛、臀部肌肉鬆弛，或是希望腿形勻稱美麗的人，都很適合練習這個運動。

▼運動步驟

1雙腳與肩同寬，平行站立。腰部、臗部、膝蓋、腳踝依序放鬆。兩手自然下垂。❶

2腳掌略微提起，膝部迅速彎曲，使腳跟彈起，踢向自己的臀部。以腳跟踢及臀部並發出聲音為理想。左右腳交替，同一般步行速度。❷

3反覆此一動作，持續五至十分鐘。每日練習一回，逐漸增加次數。這個運動並無嚴格的時間建議，可隨興自然，想做就做。

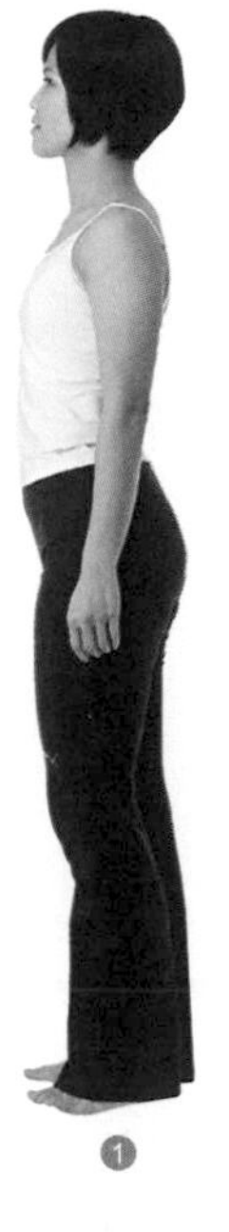
❶

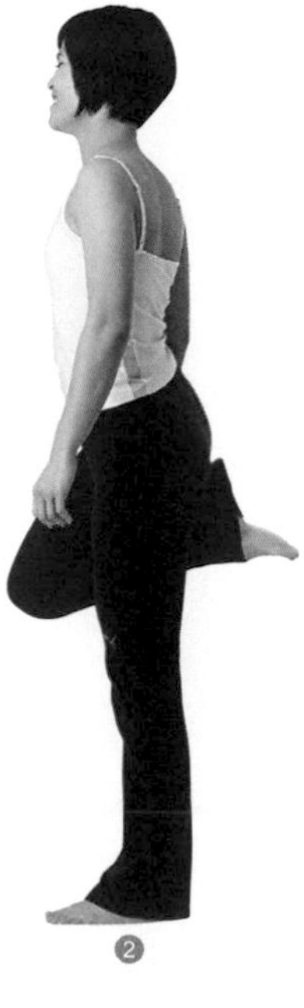
❷

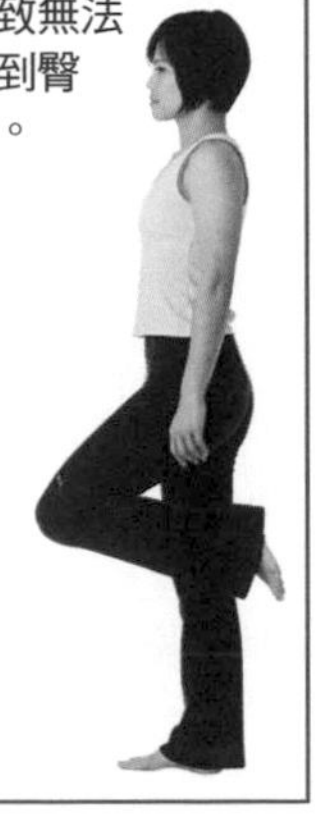
✕ 大腿向前抬起，以致無法踢到臀部。

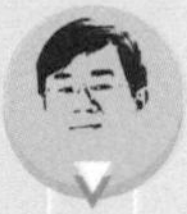

游醫師開講

▼練習要訣

1後踢臀時髖關節要放鬆，大腿盡量不抬起；如果大腿過度抬起，就踢不到自己的臀部了。初練習可將兩手平貼於大腿前，感覺到大腿盡量放鬆不用力。即使踢不到臀部也可繼續練習。

2動作應輕快有力。初練習踢不到臀部者，往往會歸咎腿太粗等理由；事實上真正的原因，只是沒有放鬆大腿前側肌肉所致。要感覺唯一的動力就是在腳跟，腳跟就像個鎚頭般帶動小腿，向後彈起。

▼你可以做得更好

1加入呼吸。這個運動的呼吸較快速，後踢吐氣，放下吸氣。鼻吸口吐。

2加入節奏，也可跟著活潑的音樂來做運動，猶如踏著輕快的步伐，伴隨著答答的馬蹄聲，徜徉於山林之間。肌肉越放鬆，運動越省力，不但不容易累，反而會越踢越有勁。在自由自在之中，肩頸也會充分獲得放鬆。

禁忌：下肢關節炎患者，尤其是膝關節炎患者宜減量練習，不可勉強。若運動使得關節疼痛、加重不適，則不宜練習。

「提臀後踢運動」是個綜合性運動，可體會肌肉彼此協調無間的作用。位於下肢前面的肌肉要充分放鬆，位於後面的肌肉則要發揮爆發力與彈性。除了能增加肌力外，還能增進關節靈活度，讓腿形勻稱美麗、臀部肌肉緊實。

「提臀後踢運動」的呼吸較為淺短有力，不同於靜態呼吸訓練的細長慢勻，是另外一種有效提高心肺耐力的呼吸形式，很適合不方便從事戶外運動的人在家自我訓練。

藉由下肢運動的導引，可強力提振全身經脈的氣血循環，尤其是位居背後的督脈與膀胱經，增進對外來疾病的抵抗力與身體架構的支持度，使人看來更加精神煥發、充滿自信。

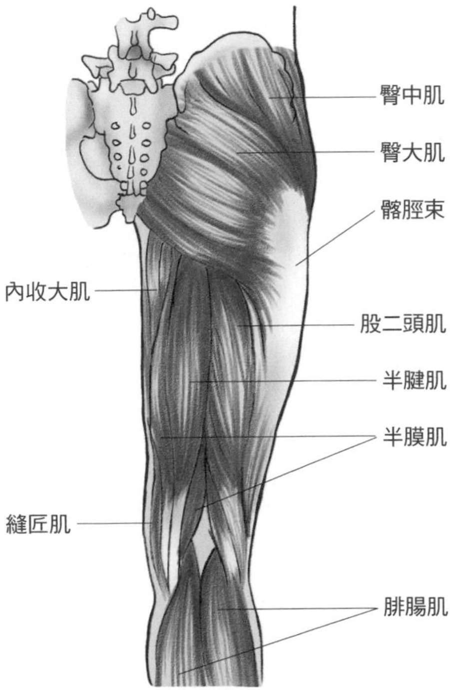

提臀後踢運動所激勵強化的肌肉組織

提臀後踢運動能積極強化平時可能疏於鍛練的臀部及後腿部，有助於下盤力量及良好體態的維持，防止肌肉組織鬆弛及臀部下垂。

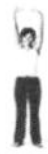

運動5

踮腳運動

足底筋膜炎及跟腱炎復健、活絡下肢六經脈

▼專門改善：踝足部慢性肌腱炎、筋膜炎、關節囊炎、退化性關節炎

人的雙腳位居身體最低下的位置，很容易被忽略。但人體的重量是依靠雙腳來支撐，在行走時，雙腳所承受的壓力約為體重的一・二倍，跳躍時更高達五倍。因為雙腳長期承受重擔，只要稍微使用不當，可能會形成慢性肌腱炎、筋膜炎、關節囊炎及退化性關節炎。再加上雙腳鮮少有機會休息，一旦足踝受傷，便不易恢復正常機能。

要擁有良好的足踝功能，一方面筋要鬆而有彈性，一方面力量要足夠。前面建議的「伸腿伸踝運動」與「提臀後踢運動」已提供了一些基本訓練，「踮腳運動」則是針對腳掌、腳底進行強化，跟腱炎、足跟炎、足底筋膜炎、跟骨骨刺，以及外傷後足踝功能尚未完全復原的人，都可以嘗試練習。

▼運動步驟

1 採取坐姿，椅子高度以使大腿呈水平為原則。❶

2 一次只練習一腳。腳跟提起到最高，腳掌由趾骨和蹠骨關節處（相當於腳趾頭近端的大關節）折屈。維持此一姿勢十秒鐘，而後放下。放下時也要休息十秒鐘，使肌肉及關節得以放鬆。❷

3 一次只練習一腳，反覆以上動作二十次為一回，一日練習四回。若要練習另一腳，則宜做完一腳的訓練後再做。

▼練習要訣

1 練習時腳跟要盡量提高，腳掌必須折屈。腳底的筋膜要感覺到拉扯伸張。

2 如果因肌腱炎、足底筋膜炎，或外傷復健未完全的人，在沒有局部紅腫熱痛等急性發炎的情形下，可先行熱敷或泡腳。熱敷泡腳範圍除足部外，應該泡到小腿肚以上，以促進血液循環、放鬆肌肉肌腱，加快恢復速度。

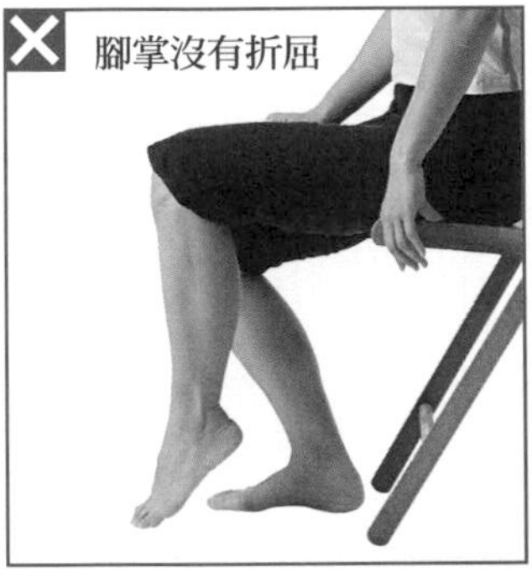

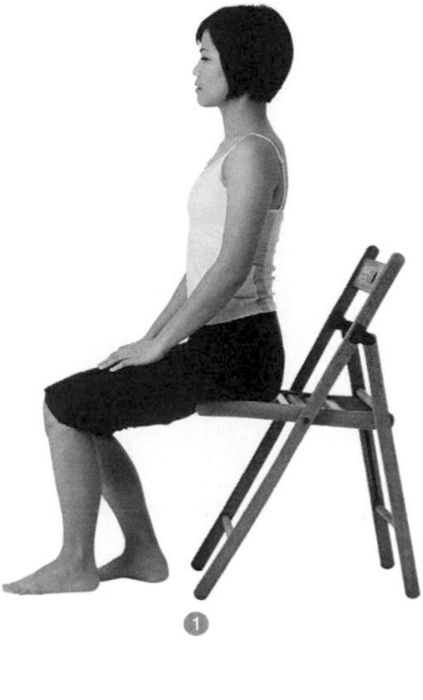

❶

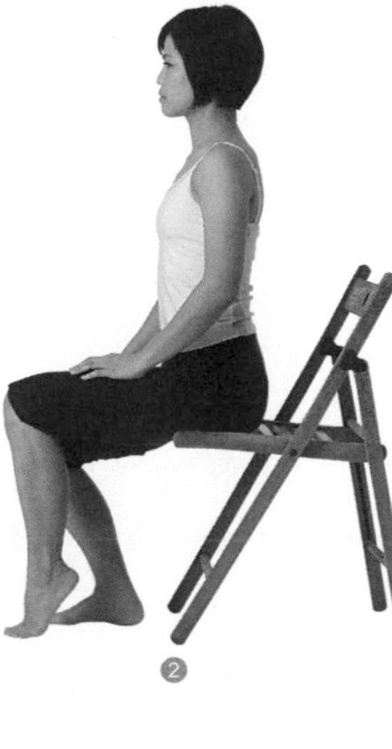

❷

▼你可以做得更好

1加入腹式呼吸。腳跟提起時吸氣，放鬆休息時吐氣。

2提腳跟固然重要，放鬆時也一樣重要。當有了提起時的肌肉收縮，將使得腳跟放下時更容易感受到「這就是放鬆」。

3敏感者會感受到沿著腳底與小腿上傳的熱氣。

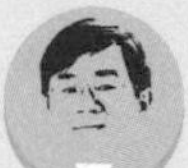

游醫師開講

以雙腳行走的人類，足底有一層重要的筋膜，用來協助足部的穩定，並承擔吸收行走跑跳的壓力。在長期負重的情況下，筋膜容易發炎，造成足跟足底疼痛、行走困難。

「踮腳運動」採取坐姿，主要在於使膝關節彎曲。由於人體主要負責提起腳跟的腓腸肌與比目魚肌，是橫跨膝關節的肌肉。當屈膝而又要提起腳跟時，會讓這個肌群收縮得更加完全。當肌肉能在一鬆一緊中運動，將可更放鬆，有助於跟腱炎的恢復。在踮腳運動中，建議必須屈折腳掌，以拉伸到足底筋膜及肌肉組織，並促使足部各小關節充分活動，產生靈活度與彈性。

也有一種練習是以站立來踮腳尖，這種方法對肌力的訓練效果較佳，但對跟腱炎及足底筋膜的患者來說，經驗上是以坐式踮腳比較好；對於年長者、肌力不足的人來說也比較安全。另外，如果採背後靠牆，站立踮腳尖，則可增進骨盆腔肌力，不少尿失禁的婦女因而獲得許多改善，這個方法也提供給大家參考。

足部也是人體下肢六條主要經脈的匯集處，包括了膀胱經、膽經、胃經、腎經、肝經、脾經，與整體的健康息息相關。藉由足踝的適當運動，可直接對這些經脈產生刺激活絡的效果。

在東方醫學中，泡腳被視為養生的良好方法，不少關於足部反射區的理論，認為藉由足部的按摩，可以得到祛病強身及舒壓的效果。足踝的運動，可說是更積極主動的自我按摩，若能在運動前經過局部熱敷或泡腳，或在泡腳時加入此一運動，相信可以獲得更多養生強健的效果。

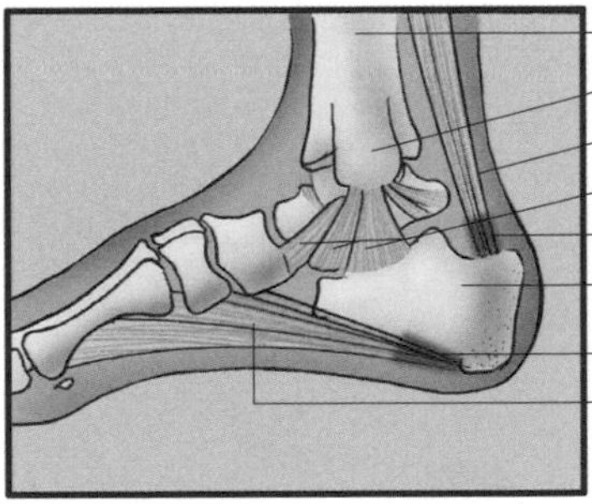

足底筋膜炎及跟腱炎示意圖

足底筋膜炎及跟腱炎常造成疼痛及運動困難，踮腳運動能適當地舒展此處的壓力，並強化組織的耐受力。

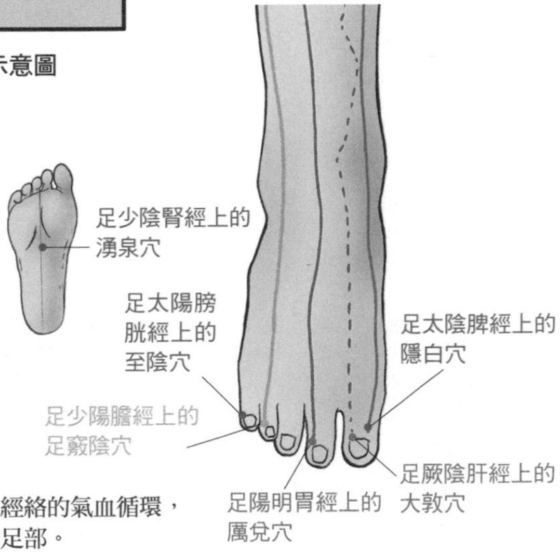

踮腳運動
主要激勵強化的
經絡穴位

踮腳運動可促進下肢六經絡的氣血循環，這六條經脈，均匯集於足部。

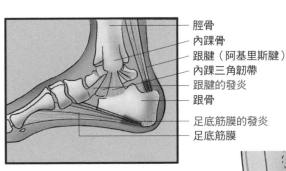

運動

6

髖部伸展補充運動

緩和放鬆髖關節

▼專門改善：退化性關節炎

人體柔軟度的退化，其實發生得很早，許多人在二十歲以後，身體關節在不知不覺中已逐漸僵化。因此，某些關節較硬或已有早期退化性關節炎的患者，要練習下肢運動二：「髖部激勵強化運動」時，會有很大的困難。如果是這種狀況，則建議練習「髖部伸展補充運動」，同樣可以獲得良好效果。

▼運動步驟

1 選擇高度與小腿高度相近的椅子，左側小腿提起跨至右側大腿，像翹二郎腿般。請注意，是將小腿

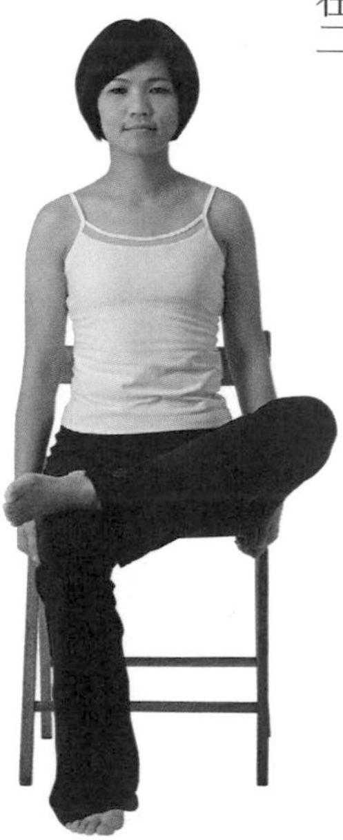

❶

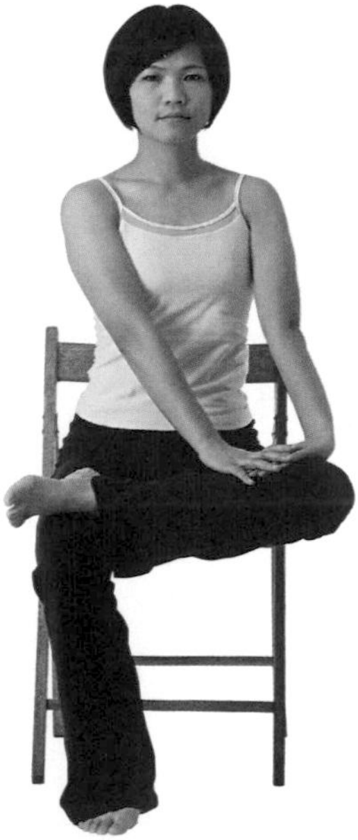

❷

下段置於對側大腿上，如此髖關節才能獲得向外伸展的能力。❶

2兩手相疊伸直，放在左膝關節內側，先輕晃數十下，讓髖關節放鬆。而後兩手伸直下壓，使髖關節得以開展，維持此一姿勢十秒鐘。隨之放鬆五秒鐘。❷

3左右側交替，反覆以上動作十次為一回，每日四回。但若有一側髖關節感覺較緊，則宜多做此側的運動。

▼練習要訣

1練習時身體要維持正直，不能偏斜。髖關節宜放鬆，若真的太緊，可先局部施予熱敷十分鐘後再開始練習。

2如果關節實在很硬，連將小腿翹至對側大腿都無法做到，則建議選擇一個高約小腿三分之二的小凳子，將要練習的那一腳放在小凳子上，如此便能試著將髖關節往外伸展了。

3練習時，希望能以髖關節輕鬆外展到水平為目標，但仍必須量力而為、輕鬆練習。

禁忌：有嚴重髖關節或膝關節疾病，或接受過關節手術者，應該和主治醫師討論後，再來練習。

▼你可以做得更好

1加入腹式呼吸。放鬆時吸氣，上臂伸直下壓時吐氣。吐氣宜慢、宜長，使肌肉關節在充分吐氣時，獲得更大的放鬆。

2若膝關節有障礙時，可同時練習下肢運動一：「伸腿伸踝運動」。

3敏感者於伸展時，會感覺大腿內側的舒暢感。

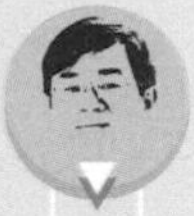

游醫師開講

關節的活動能力，對生活的品質具有重大的影響，可是當患者承受此一不適時，卻往往無法突破既有的生活模式，於是很不容易得到改善，髖關節的緊繃即是一例。我們能練習下肢運動二：「髖部激勵強化運動」固然很好，但因它與一般人的生活習性不盡相同，使得此一補充運動更具價值；尤其它是每個上班族都可輕鬆練習的運動。即使是習慣久站、久走的人，只要有機會坐下休息時，就應該讓默默付出的下半身，做一個輕快的伸展。

髖關節內側為人體下肢脾經、肝經、腎經通過之所在，與內分泌和生殖機能有關。有生理期相關問題的婦女，髖關節內側亦常呈現緊繃現象。因此，再次強調，靈活的關節機能，乃常保青春的重要環樞。（參考第一九四頁圖：仰臥起身運動主要激勵強化的經絡穴位）

【「不運動，當然會生病！」增訂版】

動態極簡運動療法

歲月日日增，體能日日強，健康日日好

從二〇〇九年四月《不運動，當然會生病！》一書出版，當年並獲得國健局「健康好書推介獎」（見左圖）以來，轉眼已近七個年頭。在這段時間裡，即便我又寫了《極簡養生》與《筋骨關節疼痛防治全百科》兩本不同主題的書，但《不運動，當然會生病！》卻仍然持續在市場中銷售。這或許代表著大家對正確運動觀念、簡單訓練方法的需求依然如此殷切。

雖然說隨著歲月我們的年紀漸增，但由於對運動養生愈加重視，也能夠安排更多時間投入自我的身心調理，體能精力反倒是日日提升，健康狀態反而是日日更好，這都得歸功科學有效的鍛練與不懈的堅持。因此我想，應該將近年來新的研究心得與臨床經驗拿出來分享，再次為此書做進階補充。

看初版附錄
請掃 QR 碼

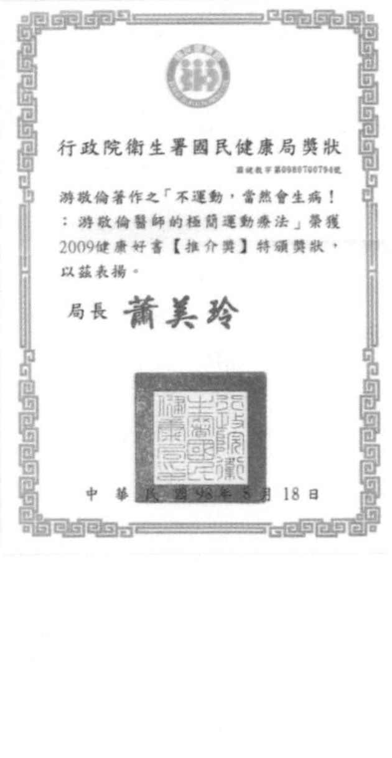
行政院衛生署國民健康局獎狀

國健教字第0980700794號

游敬倫著作之「不運動，當然會生病！：游敬倫醫師的極簡運動療法」榮獲2009健康好書【推介獎】特頒獎狀，以茲表揚。

局長 蕭美玲

中華民國98年8月18日

簡單就是美

運動的風潮一直在改變，流行的東西總是眩目吸睛，但真正促進健康的主軸其實相對單純，並沒有太多花俏。簡單就是美！簡單才能依不同疾病或各人體質差異，一針見血正中目標地提出有效而且事半功倍、立竿見影的運動處方。極簡運動療法正是如此！

許多門診患者常會問：「醫生為什麼您教的動作看起來很簡單，但做起來卻好難噢？」我會笑著回答：「因為教你做的正是你最需要、也最不會做的的動作。也是你曾經會，但不小心丟掉了的能力，所以練習起來一定得要加把勁。只要把它找回來，你就健康了！」「愈感覺不好做的動作，做成功了獲得的效益就最大」。因此，「極簡」是不變的原則！用簡單的方法，朝向不簡單的健康目標邁進。

神奇的七七四十九天

演講時聽眾往往會問「我要做多久才會好？」，我往往回答「七七四十九天」，因而引來大家一陣笑聲。在中華文化中，四十九似乎是個神奇的數字。況且不論這是功德圓滿的數字還是太上老君把孫悟空放在煉丹爐中的時間，都確切地表示：相當一段時間持續用心鍛練，是成功不可或缺的必備條件。

骨科臨床上，一般骨折打石膏固定約需六至八週；肌肉肌腱韌帶的損傷約六週可以得到某個程度的復原。有學者研究持續二十一天可以讓人養成一個新的習慣。從實務經驗也發現，七七四十九天的鍛練，正好可以讓人從中獲得體能與精力的提升，而且建立了好習慣，不會再縱容自己不良的生活形態，甚至對運動已經「上癮了」，不做反而覺得渾身不對勁。

因此朋友們，請相信這個神奇的數字，相信「養」生就要如同培養花木一般，日日用心勤灌溉，讓「極簡運動」成為您生活中的一部份。

您有翻閱嗎？本書最有價值是每章前面的黃頁：導覽圖

當病友們問起運動保健或筋骨疾病問題時，如果他手上有書，我會請他們看某某頁的「解藥處方」，這就在本書每章之前的「黃頁」導覽圖。或許有些人把它跳過去了，殊不知這是本書最有價值的地方，是臨床經驗的總匯整，是要先做哪個動作後再做哪個動作的指南。

鍛練的方法千百種，各有特色與優缺點，做了不合宜的運動甚至很可能加劇病情適得其反。在黃頁中，將各種疾病症狀分門別類，為大家指出應該選用的運動及練習的進程，正如醫生開藥需要有正確的調配劑量才能奏效，亦如面對一團紊亂的繩結必須步驟正確才能逐一解開。因此，要解決各類筋骨關節疾病，請不要忘了翻閱一下相關的「黃頁」，您會更加瞭解、也更有信心知道「如何」及「為何」要這樣做才有效。

更上一層樓，「動態」極簡運動來了！

當患者以極簡運動療法解決了各種筋骨關節疾病後，我常會囑咐說「您以後可以自己照顧自己了，同時運動要做到一百歲喔！」此時有些病友們會再問「我還能練些什麼使自己更強健？我想去跑步、爬山可以嗎？」

的確，七年前寫極簡運動的篇章主要是為

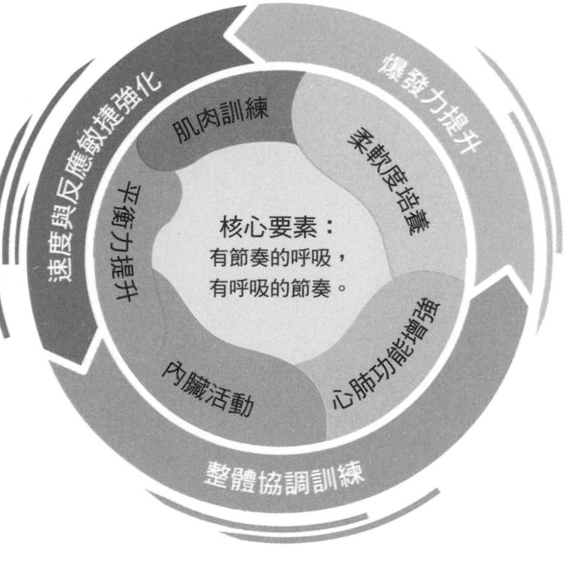

動態極簡運動核心概念圖

了以運動處方「治療」疾病，因此多以靜態或緩和型的運動以符合病患們的需要。但是當大家疾病去除了，「健康強健」的需求便隨之而生，因此極簡運動療法必須升級，推廣「動態」極簡運動的時機也就成熟了。

「動態極簡運動」承繼著**「極簡運動」**中肌力、柔軟度、平衡力、心肺功能、內臟運動五大主軸，但以動態及多個運動組合的方式，進階強化其鍛練程度，著重敏捷度、爆發力、與整體協調性的要求，這符合傳統練功上**「氣」**與**「勁」**的核心精神，並逐漸強化心肺功能。

當疾病的痛苦已逐漸離開之後，相信您一定感受到無病無痛是如此可貴，也必然迫不急待地期望和我們一起進入更高階的自我訓練。動態極簡運動讓您更有精力與信心，同時請相信七七四十九天的神奇與堅持，點滴累積，日起有功，必能享受到生命的美好與生龍活虎的喜悅！

為協助大家把動態極簡運動做得更順暢，也更瞭解其原理，以下再分享幾個重要概念。

鍛練肌肉是王道，強化肌肉有方法

肌肉消失就等於青春逝去，不論是年長者的退化，或者年輕人因運動不足久站久坐造成的「早衰型筋骨關節病變」，都必須積極矯正，相信這樣的概念已逐漸廣為大家瞭解（請參閱本書97～99頁，《筋骨關節疼痛防治全百科》34～38頁）。

統計上，國人攝取的蛋白質量已經很高，但主要是因為整體來說食肉量較高所致。但令人出乎意料的是，不少年長者、減重者，或者擔心脂肪膽固醇過高的人，反而蛋白質攝取不夠，進而造成肌肉量不足。

一般人每日蛋白質攝取量建議是每公斤體重〇・八公克，如果您想多長些肉，自然還要多些。我常大力推薦雞蛋「蛋白」，其胺基酸成份很適合人體，被譽為「近乎完美的食物，而且沒有過多的脂肪或膽固醇」，一般人一天吃二至三個雞蛋白是很不錯的選擇，經濟實惠又安全。

豆類製品也是優良的蛋白質來源，但胺基酸各有不同，所以應採均衡多種攝食的原則。想快速增肌的朋友應該在運動之後增加蛋白質攝取。不少運動員喜歡用乳清蛋白來增加肌肉量，它吸收快，食用一個小時後胺基酸很快進入血液循環，體內蛋白質合成速率顯著增加，研究顯示約一個半小時達到高點，合成率增加可達六八％，三個小時後才降回原點。至於酪蛋白的吸收較慢，但可持續到七十二個小時，提高約三一％的蛋白質合成速率。

高強度間歇訓練HIIT，值得關注的好概念

有氧訓練333的概念早為大家熟知（雖然有人提倡533，但一般上班族較不易做到），也就是每週三次，每次三十分鐘，目標心跳為最大心跳率（MHR等於220減年齡）的六〇％至八〇％，概稱每分鐘心跳一百三十下，以期達到有氧運動的效果。

近年高強度間歇訓練（High Intensity Interval Training,HIIT）是最引人注目的運動概念之一。這種訓練法強調在短時間內以接近最大攝氧量（maximal oxygen uptake）的高強度訓練，接著短暫低強度訓練或休息，進行反覆訓練。HIIT與傳統有氧運動最大不同點首先在於其目標心跳要達到最大心跳率的九〇％，遠高於有氧運動六〇％至八〇％的目標（一般人慢跑約在七〇％左右，全力衝刺約九〇％以上）。其次，由於訓練強度很高，著重在運動一開始以無氧系統（磷酸系統及乳酸系統）供應能量的時期，這大約只能維持二十秒，所以最早的HIIT訓練研究即是用二十

秒鐘腳踏車衝刺，再休息十秒鐘，共做七組，合計約四分鐘做為訓練的基礎模式。

研究顯示ＨＩＩＴ可用更短的訓練時間，藉著激烈運動後產生的「後燃作用afterburn effect（運動結束後繼續燃燒消耗脂肪）」來燃燒更多的脂肪，並維持及強化肌肉，提升心肺功能，改善身體代謝狀況（包括代謝症候群）。雖然ＨＩＩＴ對追求健康的人帶來很大的鼓勵，但由於訓練強度高出甚多，對於有心血管疾病、代謝症候群、年長者及體能虛弱者，卻具有相當的潛在風險，或者根本就做不來，因此對這類族群來說不得不慎。但我們可以確定的是適當的提升訓練強度，即使時間較短，未達到ＨＩＩＴ的目標，亦能產生一定程度的效益，也是養生調理循序漸進的必要環節。因此在動態極簡運動中，已將ＨＩＩＴ的概念及訓練模式融入其中，期盼對於可勝任此類訓練的人，帶來良好的鍛練成效。

平衡、平衡、再平衡；柔軟、柔軟、再柔軟

對健康的人而言，平衡是自然的反射，但對年長及衰弱者而言，肌力與平衡力不足是造成跌倒的主因，其死亡風險甚至比癌症還高（請參閱《筋骨關節疼痛防治全百科》26～38頁），也是年長失去社交能力與自我照顧力的最主要因素。因此從年輕就做平衡的訓練毫不嫌早，從任何時候開始做平衡訓練也一點都不嫌晚。此外，

良好的柔軟度與平衡力相輔相成，以維繫人們的體態，特別是年長者的外貌與風采。所以在動態極簡運動裡將透過各種不同簡單有趣的鍛練，潛移默化地改善柔軟平衡機能。

接下來，我們將與大家共同探索「動態極簡運動」的世界，快速提升您的體能精力指數！一起來吧！

特別提醒

動態極簡運動結合了肌力、柔軟度、平衡力、心肺功能、以及呼吸要領，但也期望在爆發力、速度與反應，及整體協調能力各方面有所提升，練習起來固然安全有效，因此練習者亦須具備上述的基本條件。假如在練習中顯著感覺到肌力不足或痠痛、筋太緊或不適、平衡不佳甚至容易跌倒、呼吸急促或喘不過氣來，那您必須先回到本書前面「極簡運動療法」的基礎訓練，必要時與您的醫師討論，等體能狀態合宜無礙時，才適合練習以下的動態進階篇，才能避免傷害並達到事半功倍的調理成效。

在運動說明裡，我們也把呼吸吐納的要領帶進來，以期達到內外兼修的效果。剛開始練習時倘若無法兼顧呼吸也無妨，隨著自然吸氣吐氣就好了，等待動作純熟後再嘗試加上呼吸要領即可。

A 上甩抱開，周身舒暢，日日築基

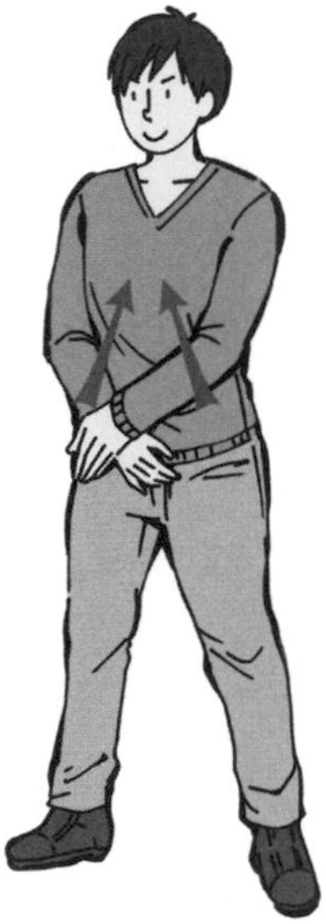

❶

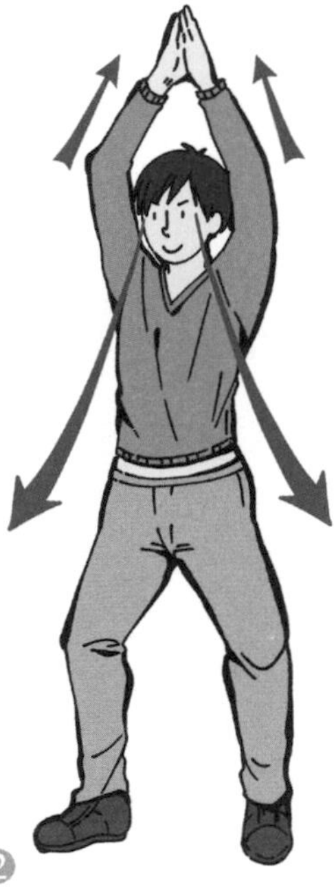

❷

❶ 準備

兩腳張開與肩同寬，兩肩放鬆，雙手交叉置於身前，手臂自然放鬆伸直。

❷ 向上撐起

雙手合掌由身前快速向上舉起並伸展撐直到最高點，兩手自然挺直。**吸氣！**

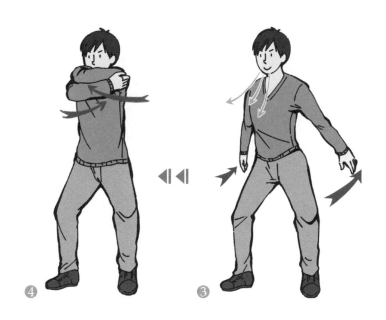

③ 向下後方甩手

兩手放下並分開，自然甩向身體兩側，接著甩向身體後方。**吐氣！**

④ 雙臂合抱

兩上臂左右合抱身體，一手敲擊肩部上肌肉（斜方肌及棘上肌），一手敲擊腋下（下次敲擊時左右交換位置）。兩膝隨合抱力量自然挺直。**吸氣！**

⑤ **雙臂張開**

兩上臂左右伸展張開到最大，掌心向前。**吐氣！**

⑥ **重複**

重複以上動作，連續反覆「上、甩、抱、開」4個動作，每個動作兩膝亦隨之輕鬆下蹲挺直。

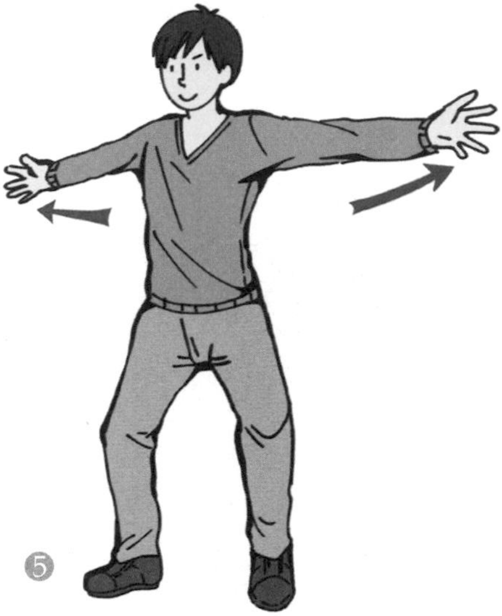

TIP

此運動每回練習時間不拘，但以5分鐘以上為佳。有些朋友們邊聊天邊做，互相鼓勵，輕鬆自在，不知不覺中達到周身氣血循環增益、筋骨關節靈活舒暢，促進新陳代謝。冬季怕冷的朋友做個3分鐘就暖了。每天作為暖身及緩和運動，將可日起有功，奠下良好體能基礎，維持精力不衰退。

注意

有肩關節活動障礙者，如五十肩、旋轉肌袖症候群者，不宜立刻練習。請先參考本書151頁肩頸上臂運動療法，調理得宜後才適合練習此運動。

B 翻掌畫圓，剛柔並濟

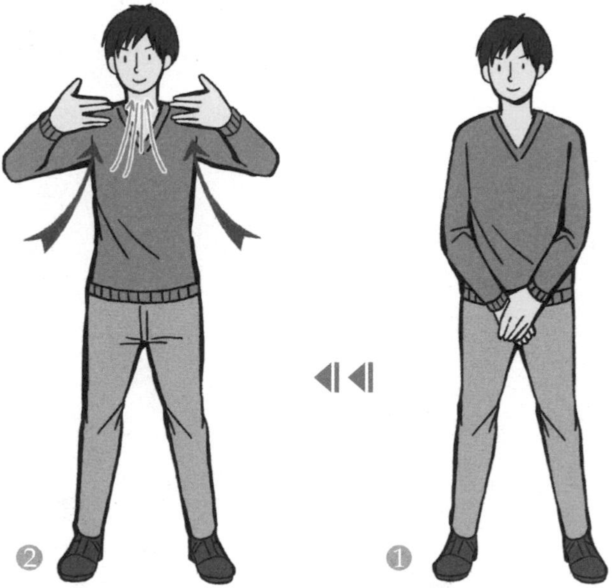

❶ 準備

兩腳站立與肩同寬，身體中正而放鬆，兩肩放鬆。

❷ 抬手

雙手平舉於胸前，指尖相對，掌心向內。**吸氣！**

③翻掌推出

手向前伸出，同時掌心翻向外，而後雙掌向前推出到底，猶如將他人或某重物推出，推出沉穩有勁。**吐氣！可發「喝」聲。**

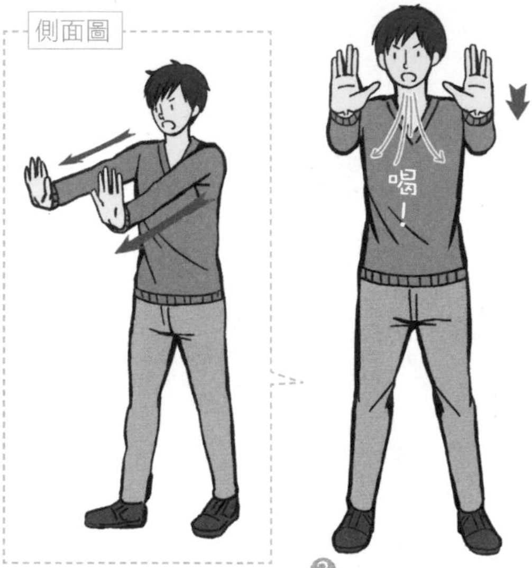

③

④畫圓

兩掌向外畫圓一圈，回到原來位置。**先吸氣而後吐氣！**

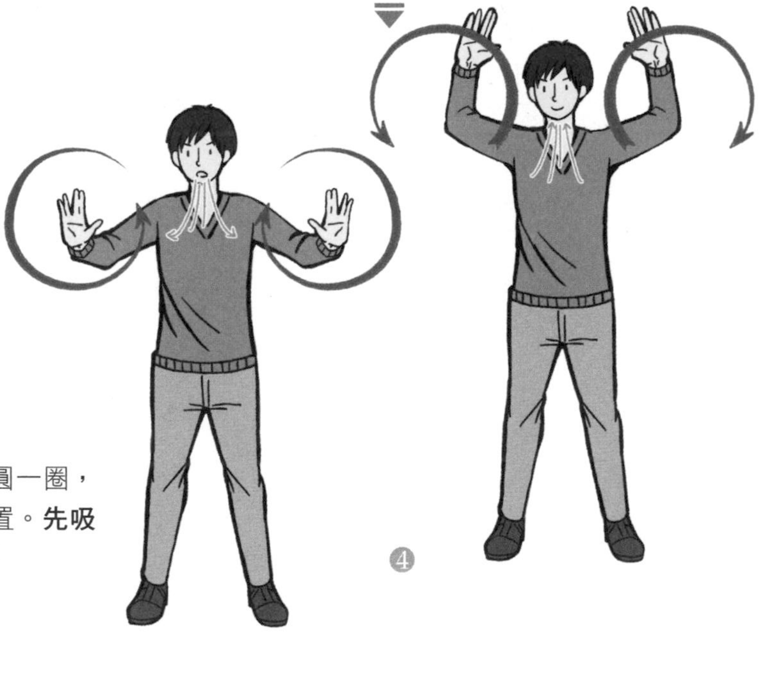

④

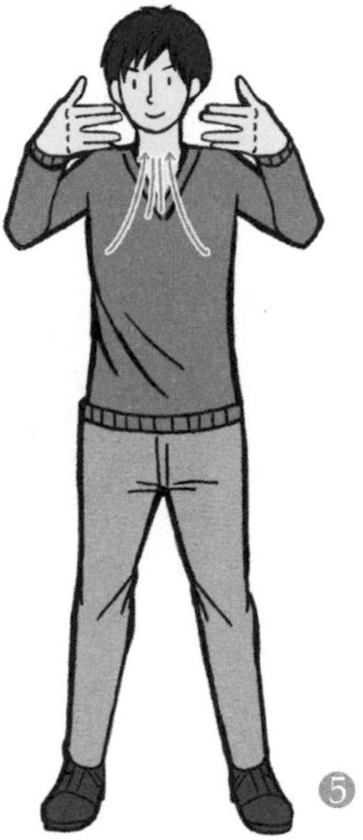

5 收掌

掌心翻回向內，回復到抬手動作。**吸氣！**

6 重複

接著翻掌推出→畫圓→收掌→翻掌推出……，重複以上動作。

TIP

練習次數不拘，但以練習5分鐘以上才易收效果。此翻掌畫圓運動，推出時要有勁道有力，「喝」氣有聲；畫圓時要平衡協調。動作簡單，卻是剛柔並濟，講究力與流暢兼顧。配合著呼吸練習，更可改善心肝機能，穩定心境，排解壓力鬱悶。一般以站立練習為佳，但年長者或體力受限者亦可坐著練習，甚至在床上床邊鍛練，且老少皆宜，簡單實用。

C 轉體開闔，舒展肩頸背腰臀

❶ 預備

彎曲雙腿，坐於地板或瑜伽墊上。

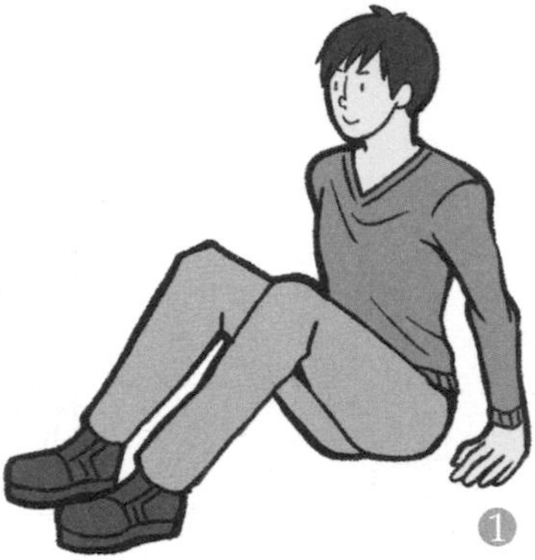

❷ 收右腿

向內收右小腿。將右小腿放在左大腿下，並向內收。

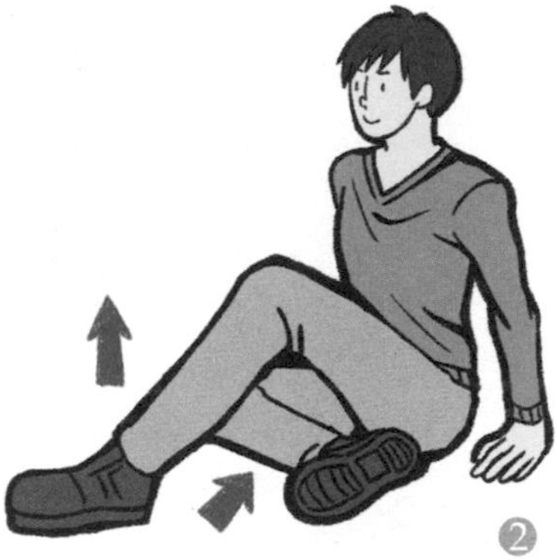

❸ 收左腿

再收右腳，左小腿跨過右大腿。

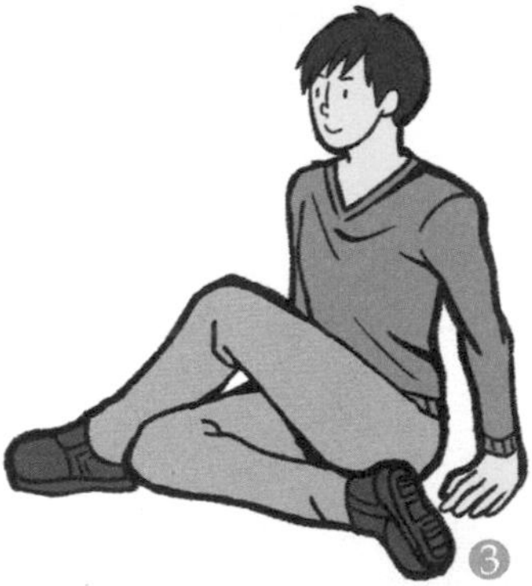

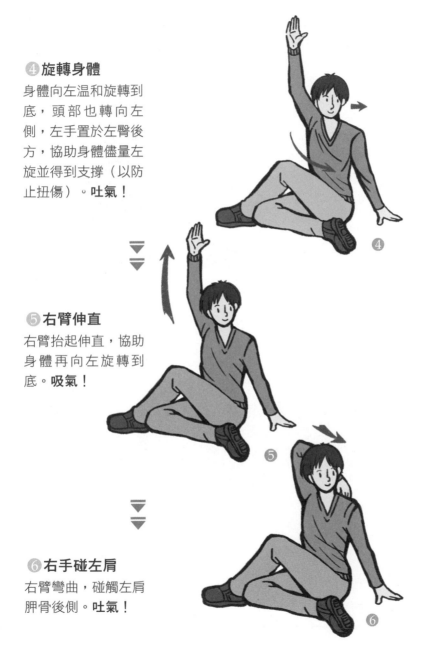

④旋轉身體

身體向左溫和旋轉到底，頭部也轉向左側，左手置於左臀後方，協助身體儘量左旋並得到支撐（以防止扭傷）。**吐氣！**

④

⑤右臂伸直

右臂抬起伸直，協助身體再向左旋轉到底。**吸氣！**

⑤

⑥右手碰左肩

右臂彎曲，碰觸左肩胛骨後側。**吐氣！**

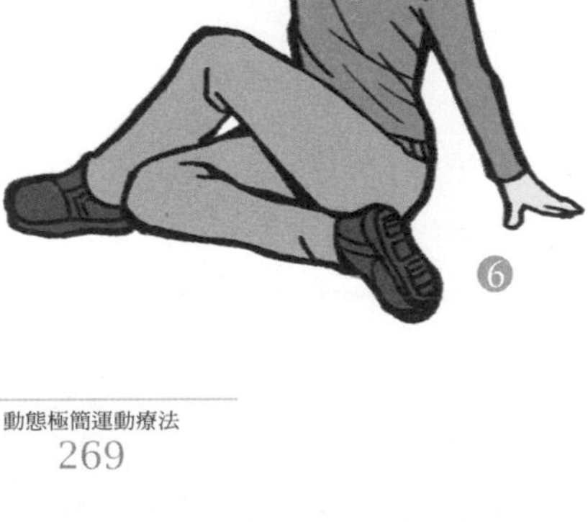

⑥

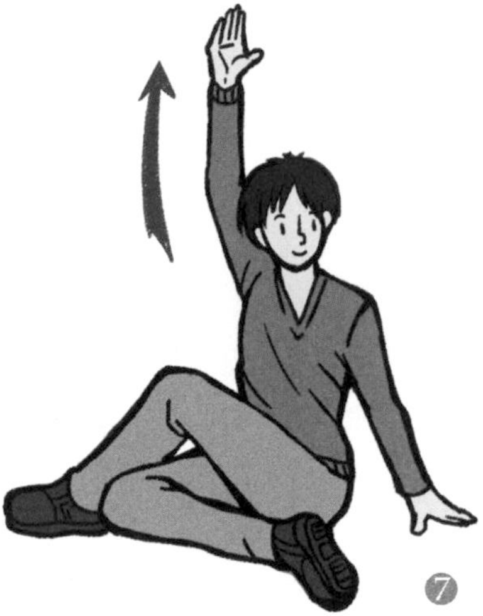

⑦

⑦ 右臂伸直

右臂抬起伸直，**吸氣！**重複此動作 10 次。

⑧ 換邊

回復至❶的預備動作，換邊練習。

TIP

這個動作提供頸、胸、腰椎扭轉及肩部的協調伸展，可提供中軸肌肉、肌腱、韌帶有效的自我牽引，達到效鬆肌肉、關節，矯正脊椎僵硬與側彎，激活神經系統，促進內臟蠕動，利於排泄與吸收，配合上臂運動的吐納則可使呼吸系統強旺。此姿勢在瑜伽鍛練中亦有近似的動作，相當受到推崇。

注意

由於此姿勢對脊椎的扭轉甚大，對脊椎滑脫症、椎間盤突出、嚴重退化性脊椎炎的患者必須謹慎或避免，以免造成不適。

D 精簡HIIT，三式合一

HIIT（High intensity interval training）的概念在二五九頁已為大家說明，在此提供一個中等強度訓練的精HIIT，包括五個簡單而可連續反覆的動作，給大家參考。**本式只適合身體健康者練習，有心肺疾病或身體虛弱者不可練習，以免危險。**

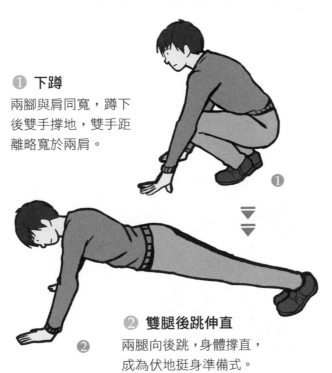

❶ 下蹲

兩腳與肩同寬，蹲下後雙手撐地，雙手距離略寬於兩肩。

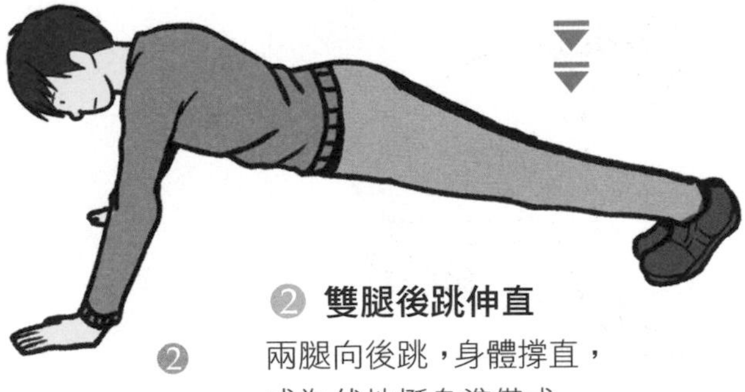

❷ 雙腿後跳伸直

兩腿向後跳，身體撐直，成為伏地挺身準備式。

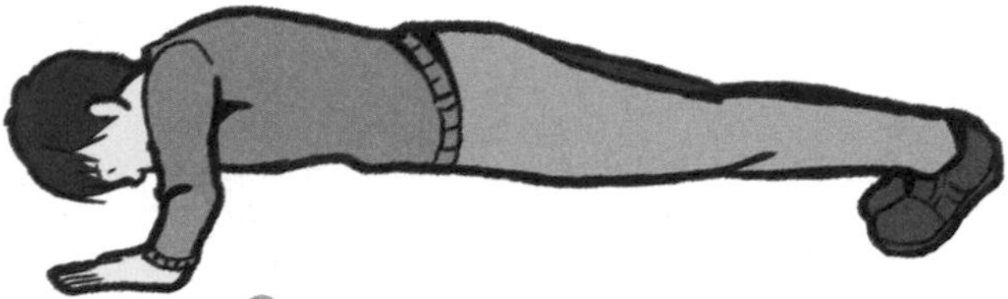

③

③ 寬距伏地挺身一下

胸手距離比一般伏地挺身加大，有助於胸肌的擴展。

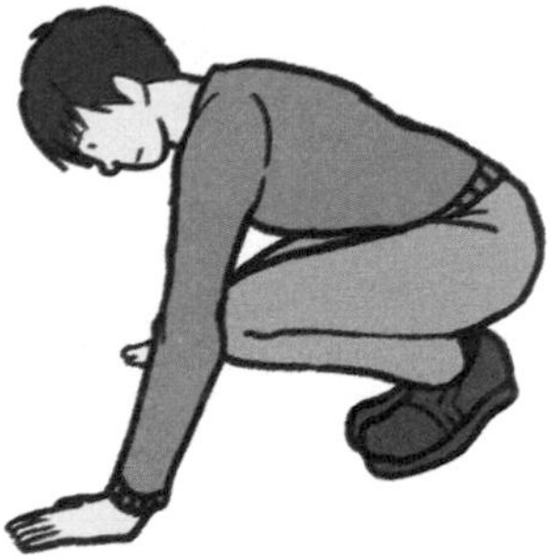

④

④ 跳起收腳

由伏地挺身動作，兩手下撐，兩腳先跳起收回。

⑤ 起身跳躍，向上甩手

接著起身向上跳起，同時兩手臂向上甩。

⑥ 重複

重複以上動作，次數依體能狀況決能速度與次數，連做20秒，而後休息10秒，此為1個循環；共做8個循環，4分鐘。（有興趣的朋友可用智慧型手機下載免費Tabata Timer App協助計時，每20秒/10秒會出鈴聲）

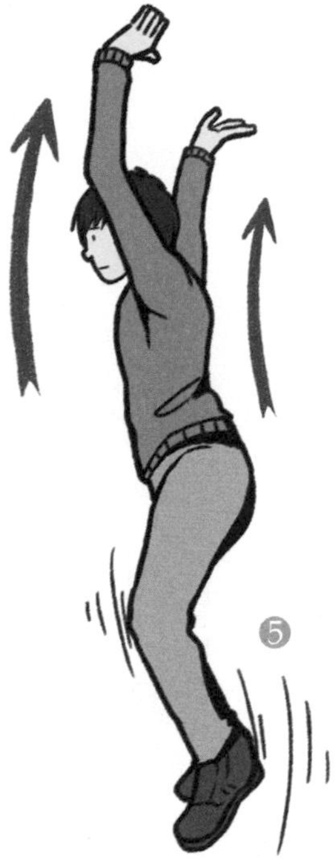

TIP

HIIT要求在短時間內（約20秒）極力達到高強度的心肺及體能訓練，而後短暫休息（約10秒）反覆以上訓練，合計約4分鐘。必須體能與心肺這兩個條件都允許的情況下才好進行，否則容易產生運動傷害或其它不適，對心血管疾患者甚至具有相當風險，不可做；但對健康狀況良好而且肯做的人，目前的研究顯示是非常高CP值的鍛練，付出的時間少而成效可觀。

兩肩加寬的伏地挺身有助於胸廓的擴展，對相關的心經、心包經、肺經可產生良好的激化作用（請參考本書第156頁肩前運動）。適當的跳躍有助核心結構及股四頭肌的鍛練，但膝關節有病變或退化者則不宜，可以略過此動作。

E 單側蹬腿，龍虎腳，強化腿勁第一

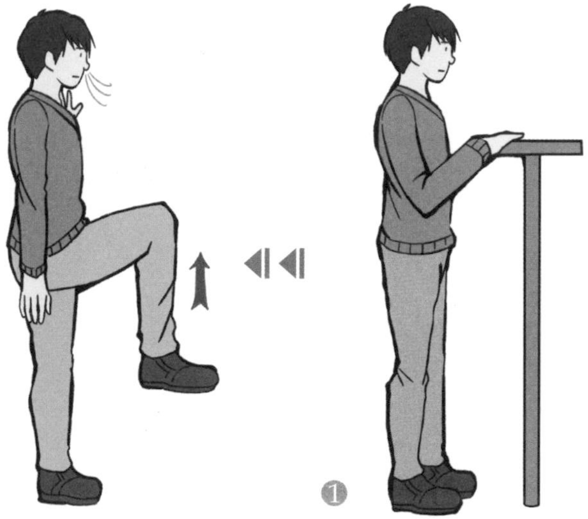

❶找到支撐點

練習左腿時，於身體右側找到可靠的支撐點，如穩定的扶捍、桌子或椅子。右手扶在支撐點上。練習右腿時，則於身體左尋求支撐。

❷抬腿

左腳抬起至大腿呈水平或更高。**吸氣！**

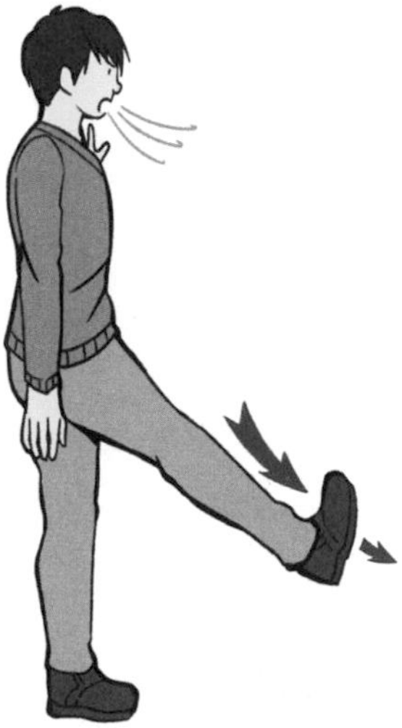

③用勁蹬腳

左腳用勁向前下方懸空蹬出，前腳掌微向上勾起；蹬到底後維持約一秒。**用勁吐氣，發出「喝」聲！**

④重複

重複以上動作，依體能狀況增減次數，一般每輪以 10 下為基礎，休息 30 秒後再做第二輪。每回練習 2~3 輪。

⑤換腿練習

⑥進階練習

練習純熟後，有力者可不加支持練習，同時強化平衡力。但要注意安全。

TIP

諸多研究報告指出腿力與體能狀態呈直接正相關。下肢肌力與平衡力，是防止跌倒，預防「運動障礙症候群」的根本關鍵（請參考《「筋骨關節防治全百科》第一篇），而且不只靜態的有「力」，還要動態的有「勁」，也就是結合敏捷性與爆發力，產生足夠的「動能」。因為強健有力，故名「龍虎腳」，作為自我勉勵，如生龍活虎一般。

F 不只金雞獨立，還要單腳轉腿

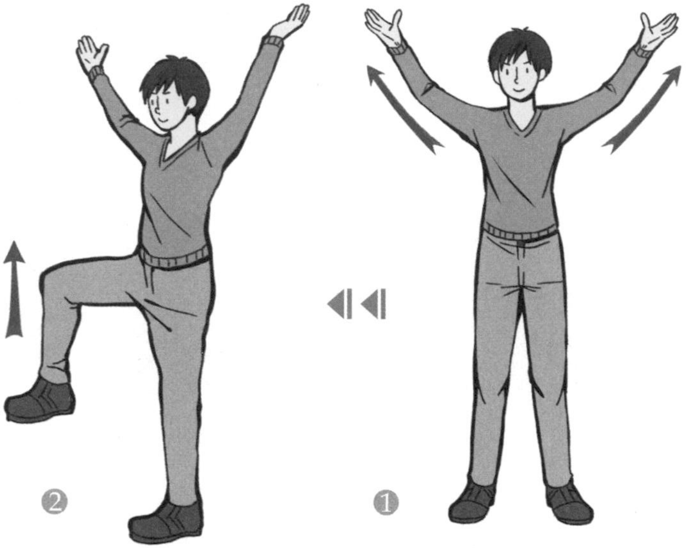

❶ 準備

兩腳站立，與肩同寬，兩手向身體外上伸直，兩臂夾角約90~110度。

❷ 金雞獨立

抬起右腳至大腿與地面呈水平，左腳獨立。

TIP

練習單腳站立，也就是俗稱的金雞獨立，幾乎任何一種鍛練功夫中裡均有此式。它不只是下肢的統合協調運動，還放鬆淺層背肌（請參考《筋骨關節疼痛防治全百科》第49～54頁，及178頁），強化核心肌肉，收縮腹部與臀部肌肉，改善體態，並改善骨盆結

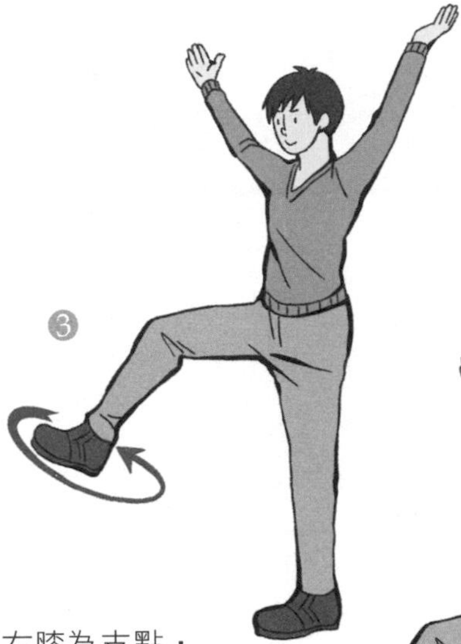

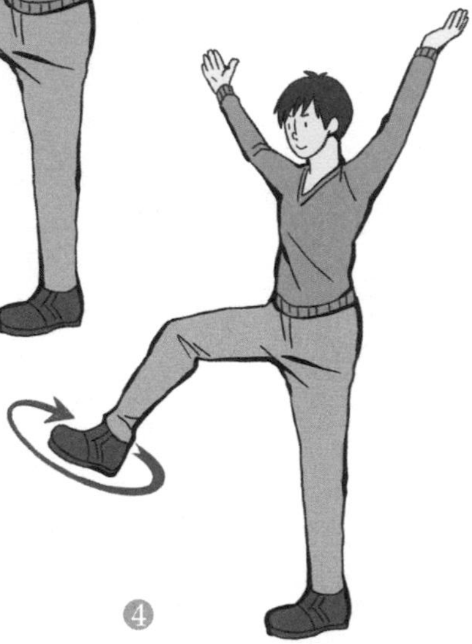

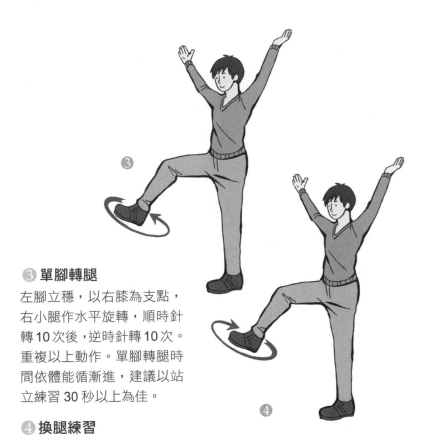

③ 單腳轉腿

左腳立穩，以右膝為支點，右小腿作水平旋轉，順時針轉 10 次後，逆時針轉 10 次。重複以上動作。單腳轉腿時間依體能循漸進，建議以站立練習 30 秒以上為佳。

④ 換腿練習

構及骨盆括約肌的力量。

進階運動配合小腿的旋轉，需要更好的核心能力及平衡力。吸吐可隨意，轉數圈吸，轉數圈吐，慢慢把呼吸做到「細、長、慢、勻」。上臂外展姿勢，可舒展胸廓，放鬆上半身肌肉。因此除了體力鍛練外，更能凝聚注意力、穩定心性、緩解壓力，達到身心並濟的整體調理效果。

G 野牛式，比棒式更精進的核心運動

棒式：

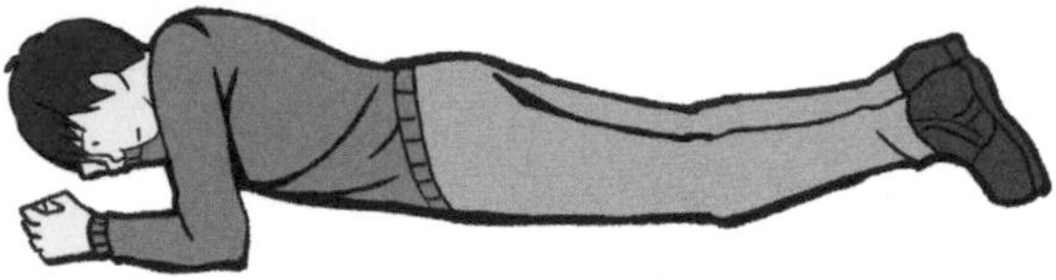

❶

❶ 雙手手肘撐地，約與肩同寬。

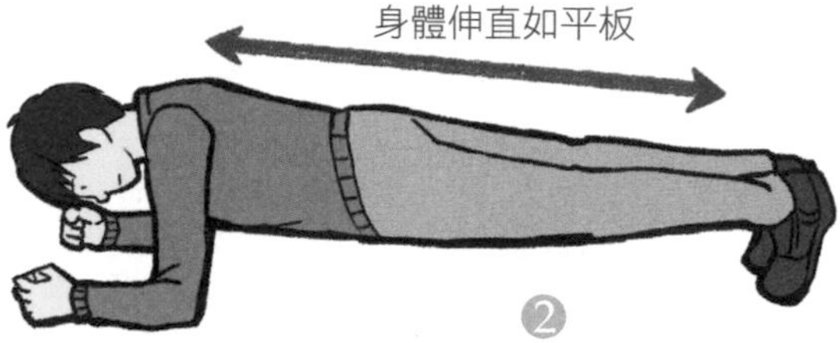

❷

❷ 利用雙手雙腳力量，將身體水平撐起維持此動作30秒~1分鐘。

TIP

棒式，又叫平板式（Plank）、撐體、肘撐，是近年相當風行的核心訓練運動。練習時幾乎身體所有肌肉，從胸、腹到四肢，正面反面，淺層深層的肌肉都會鍛練到。但棒式做久或許略嫌單調，也必須探求更進階的訓練法，於是把雙手撐直並向下調整支撐點到腹部兩側的「野牛式」則更可提升上肢及肩背肌群的訓練。對於長時間使用3C產品

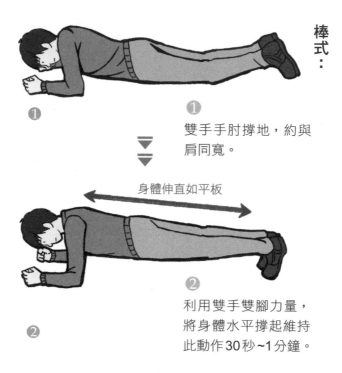

野牛式：

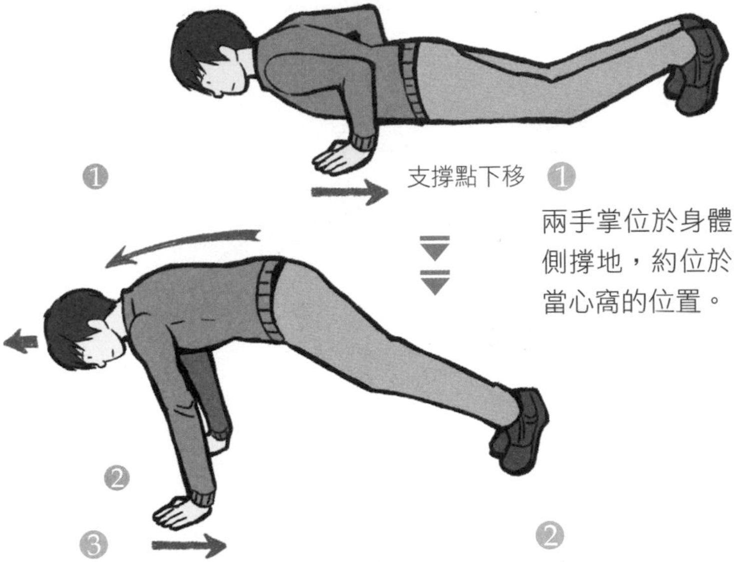

❶ 兩手掌位於身體兩側撐地，約位於相當心窩的位置。

❷ 利用四肢及軀幹所有關節肌肉力量將全身撐起。

❸ 身體撐起，夾臀，背微拱起，宛如野牛即將衝出的姿勢。臀部平直，不可翹高。頭部向前盡量延伸，維持此姿勢 30 秒 ~1 分鐘。

因而造成肩背僵硬的現代人更具有積極改善的作用。手撐的位置下移，背部的負荷會增加，對於背肌力量較不足者，可先將支撐點上移到肩膀兩側；但隨著體能的提升，建議逐漸下移以獲得更好的訓練效果。

練習時建議將背拱起，使肩胛骨周圍肌群得到強化，尤其有些長久「膏肓痛」的人（疼痛點在肩胛骨之間約第四胸椎高度的菱形肌上，相當於膀胱經「膏肓穴」附近的），當可以獲得良好改善。

H 臥虎撲食，核心訓練再上一層樓

❶

兩腳跟併攏站立，右腳往後跨出一大步，蹲下並以雙手撐地。

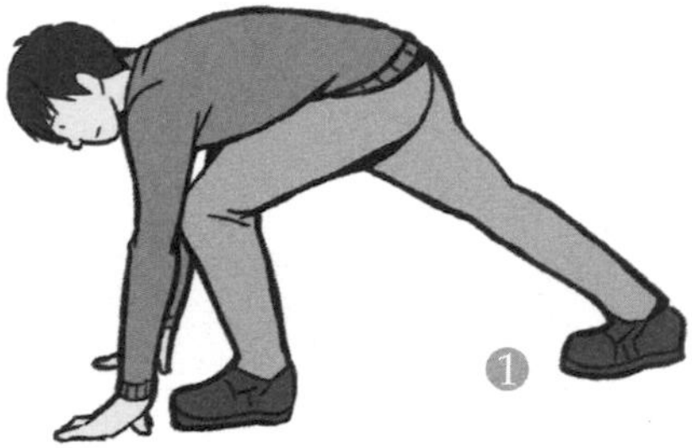

❷

使用雙手及左腳的力量將全身撐起，左腳置放於右腳跟之上。

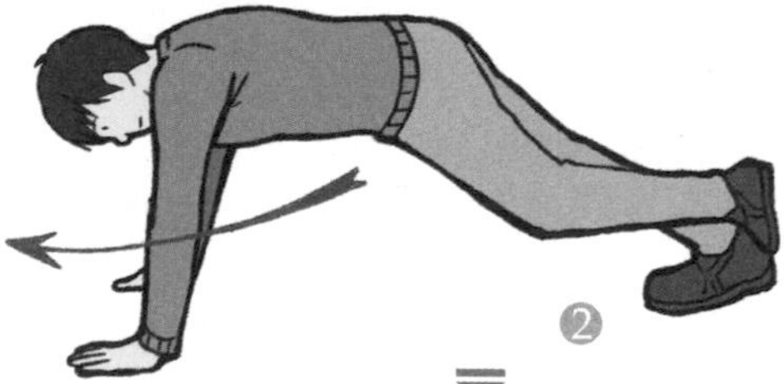

❸

身體向前滑行，同時雙手肘彎曲，使身體逐貼近地面（不可碰地）。

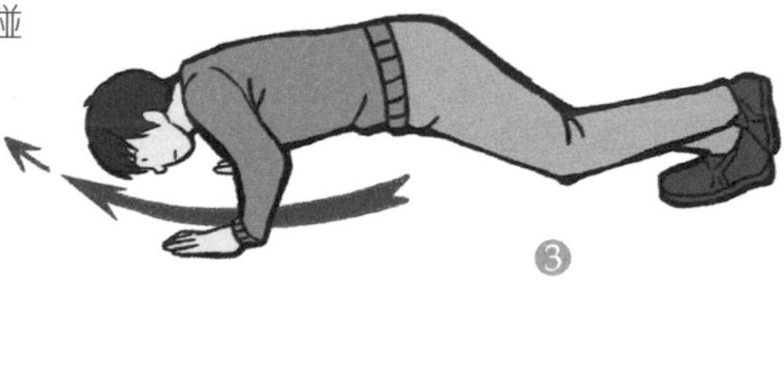

④

向前滑行到極限，隨後頭部及上胸順勢仰起，直到身體最大的背屈後仰，而後維持此姿勢 5 秒鐘。**吸氣！**

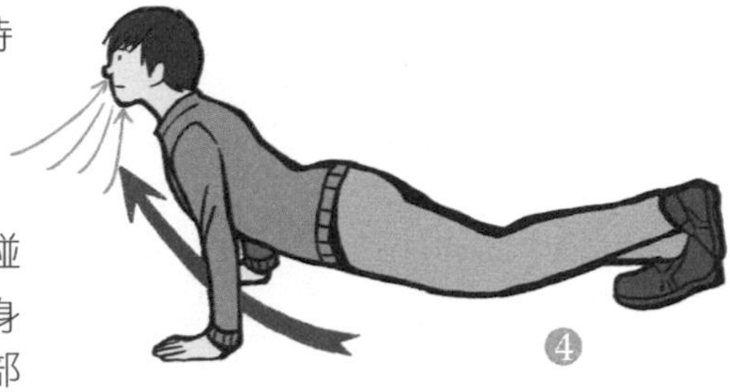

④

⑤

前身下壓貼近地面（不可碰地），延著③相反方向，身體儘量向後方拉，直到臀部抬起，手臂完全伸直，且身體向後拉到最後面。維持此姿勢 5 秒鐘。**吐氣！**

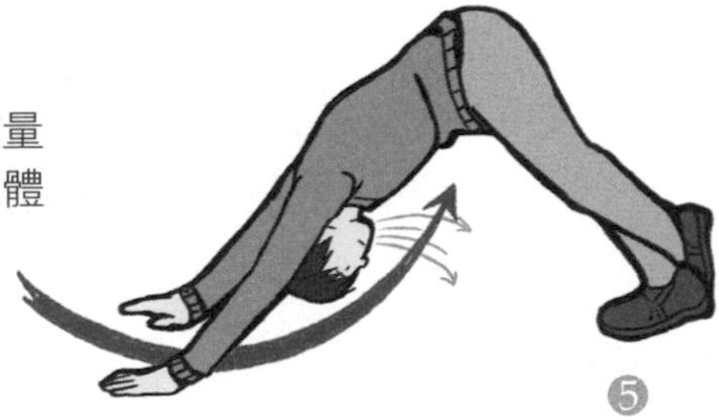

⑤

⑥

重複③和④動作。每次儘量延伸到極限。練習次數隨體能狀況自行增減。

⑦

換腳練習。

TIP

此動作相傳源自《達摩易筋經》的統合訓練，必須結合全身之肌力、柔軟度、平衡力、及協調性才能做好的動作，可說是再進一步的核心訓練。因此，在練習前必須謹慎考量各人的體能狀況得以負荷才能鍛練，且鍛練強度須循序漸進不可勉強，才不會造成不必要的傷害。

練習時結合呼吸，若能結合腹式呼吸更好，持之以恆將能使體能精力更上一層樓。

I 踮腳擴肩四十九，老少皆宜

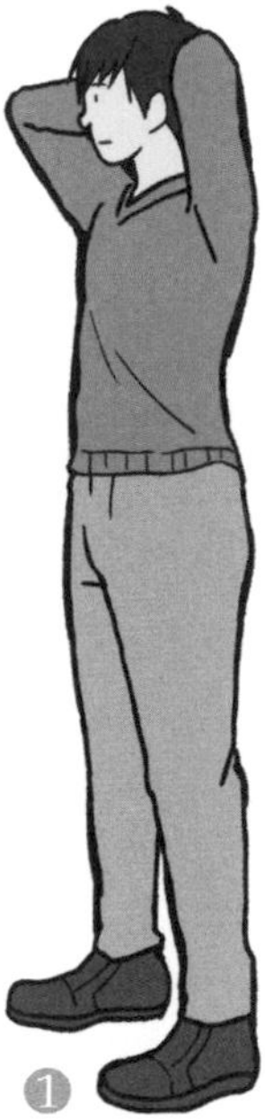

❶

❶ 預備

兩腳與肩同寬，站立於瑜伽墊或軟質地墊上（以免傷到腳部蹠趾關），兩手交叉，擺於腦後枕骨處。

TIP

這個動作有效增加足踝部及小腿力量，刺激提升湧泉穴的能量，可強化小腿力量但又不易使小腿肌肉過於肥大，是足底筋膜炎、足跟炎、阿基里斯肌腱炎、退化性關節炎、及維持活力精力不可或缺的補腎補氣法。至於運動的次數則不必拘泥，可隨各人體能狀況逐漸提升，即

❷ 雙側踮腳，手肘後張

雙腳跟離地踮起，踮到最高後維持 3 秒，然後放低，但不完全著地。踮腳時兩肘同時向後伸展，達到打開兩肩及胸廓目的；腳放低時兩肘向前放鬆。頭部可維持約 15 度微向上仰，以期達到打開胸廓，增加肺活量的效益。踮腳擴胸時**吸氣**，落腳放鬆時**吐氣**！

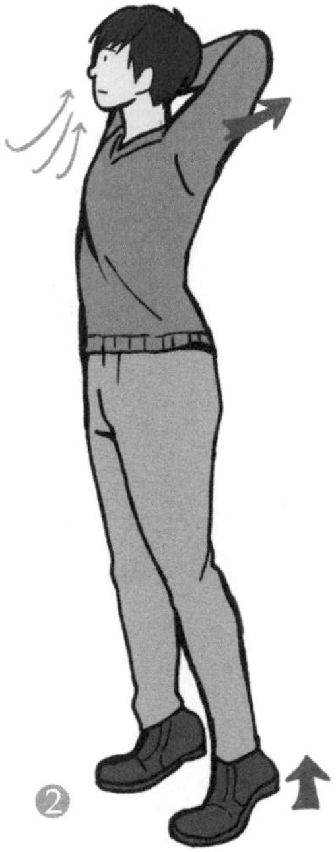

❷

❸ 重複

重複以上動作 7 次為 1 輪，休息 10 秒再做。重複 7 輪共 49 次為目標。次數量力而為，循序漸進。

使體能狀況不佳者，能做個5下、10下，也能有效改善體力。如果做太多而致小腿腳掌酸痛，則宜先減少次數，早晚泡熱水20分鐘，多數很快就恢復了。

此法老少皆宜，而且沒有場地限制，與《八段錦》中「背後七顛百病消」有更進一步之妙。

J 長青篇：(一)臥式抱腿起身

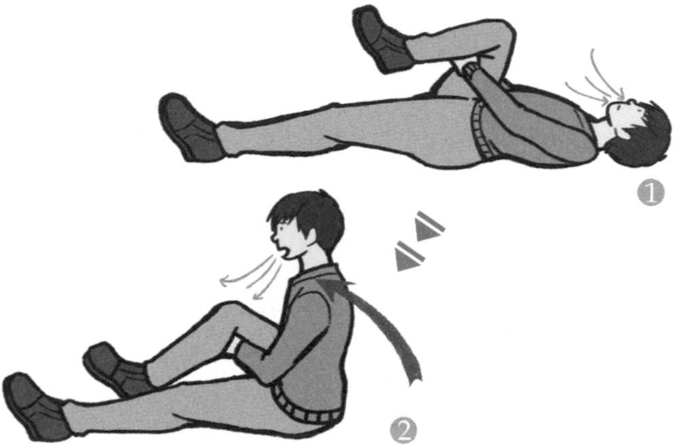

❶
平躺床上，彎曲一側大腿至胸前，抱住大腿，手交扣於大腿後方。

❷
大腿略伸直，借此力量起身坐起。**吐氣！**

❸
放鬆，彎曲大腿躺下，回復到❶。

❹
重複❶❷動作，可換腿練習，運動次數依體能狀況及喜好調整。

TIP

此動作乃針對年長或體能較弱者而設計，可於床上練習，和緩地逐漸提升核心及四肢的力量。若筋骨腰背太過僵硬，可先用電熱毯或熱水袋熱敷腰、髖部份，使肌肉關節放鬆後再練習。

K 長青篇：(二)臥式蹬腿

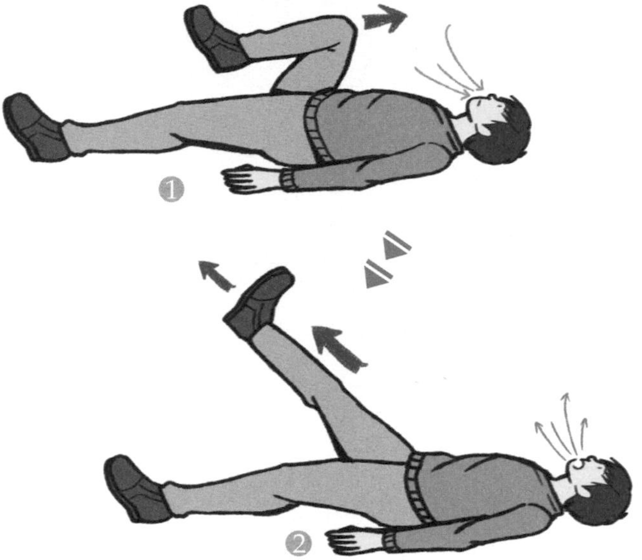

❶

平躺床上，彎曲一側大腿至胸前。 手可握於床邊扶欄（如果有），或交叉抱於胸前較好使力。**吸氣！**

❷

彎曲腿用勁向空中蹬出，吐氣，**發出「喝」聲！**

❸

重複❶❷動作，可換腿練習，運動次數依體能狀況及喜好而調整。

TIP

此動作可於床上練習，適合年長者及體能較弱者練習。經一段時間鍛練改善後，或許就可以進階到本文「E單側蹬腿」的訓練了。

國家圖書館出版品預行編目資料

不運動，當然會生病【增訂版】：游敬倫醫師的極簡運動療法/游敬倫 著.
－二版.－臺北市：新自然主義,幸福綠光·
2017.03 面: 公分
ISBN 978-957-696-847-1（平裝）
1.運動療法 2.運動健康
418.934 105024988

不運動，當然會生病！【增訂版】
游敬倫醫師的極簡運動療法

作者：游敬倫
特約編輯：何靜茹、凱特、陳春賢
內頁插畫：陳志偉、蘇麗鈴
美術設計：雅堂設計工作室

總編輯：蔡幼華
責任編輯：錢滿姿

發行人：洪美華
編輯：何喬
行銷：莊佩璇
讀者服務：黃麗珍、洪美月、陳侯光、巫毓麗

出版者：新自然主義
幸福綠光股份有限公司
地址：台北市杭州南路一段63號9樓
電話：（02）23925338 傳真：（02）23925380
網址：www.thirdnature.com.tw
E-mail：reader@thirdnature.com.tw

印製：中原造像股份有限公司
初版：2009年4月
二版1刷：2017年3月

郵撥帳號：50130123 幸福綠光股份有限公司
定價：新台幣380元（平裝）

ISBN 978-957-696-847-1
總經銷：聯合發行股份有限公司
新北市新店區寶橋路235巷6弄6號2樓
電話：（02）29178022 傳真：（02）29156275

不運動，當然會生病！　讀者回函卡

■ 請填寫後寄回，即刻成為新自然主義書友俱樂部會員，獨享很大很大的會員特價優惠（請看背面說明，歡迎推薦好友入會）

★ 如果您已經是會員，也請勾選填寫以下幾欄，以便內部改善參考，對您提供更貼心的服務

● 購書資訊來源：□逛書店　□報紙雜誌廣播　□親友介紹　□簡訊通知　□新自然主義書友　□相關網站

● 如何買到本書：□實體書店　□網路書店　□劃撥　□參與活動時　□其他

● 給本書作者或出版社的話：

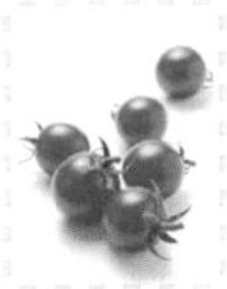

■ 填寫後，請選擇最方便的方式寄回：

（1）傳真：02-23925380　（2）影印或剪下投入郵筒（免貼郵票）

（3）E-mail：reader@thirdnature.com.tw　（4）撥打02-23925338分機16，專人代填

姓名：＿＿＿＿＿＿＿＿　性別：□女 □男　生日：＿＿年＿＿月＿＿日

★ 我同意會員資料使用於出版品特惠及活動通知

手機：＿＿＿＿＿＿＿＿　電話（白天）：（　　）＿＿＿＿＿＿

傳真：（　　）＿＿＿＿＿＿　E-mail：＿＿＿＿＿＿＿＿

聯絡地址：□□□□□ ＿＿＿＿縣（市）＿＿＿＿鄉鎮區（市）

＿＿＿＿路（街）＿＿段＿＿巷＿＿弄＿＿號＿＿樓之＿＿

年齡：□16歲以下　□17-28歲　□29-39歲　□40-49歲　□50~59歲　□60歲以上

學歷：□國中及以下　□高中職　□大學/大專　□碩士　□博士

職業：□學生　□軍公教　□服務業　□製造業　□金融業　□資訊業　□傳播　□農漁牧　□家管　□自由業　□退休　□其他

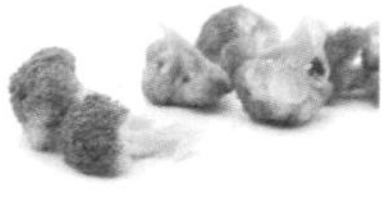

地址：100 台北市杭州南路一段63號9樓
電話：(02)2392-5338　傳真：(02)2392-5380
出版：新自然主義・幸福綠光
劃撥帳號：50130123　戶名：幸福綠光股份有限公司

BOOK

新自然主義

BOOK

新自然主義